SUPERALIMENTOS

13 alimentos naturales con propiedades medicinales

Título: *Superalimentos*.

© Juan Luis García Torres

Registro: M-002667/2017

Maquetación: *Trabajobbie*

Portada: *Trabajobbie*

Primera edición: Mayo 2017

SUPERALIMENTOS

13 alimentos naturales con propiedades
medicinales

JUAN LUIS GARCÍA TORRES

ÍNDICE

INTRODUCCIÓN

Se suele considerar «superalimento» a aquel alimento natural que contiene altas cantidades de nutrientes y sustancias beneficiosas para nuestra salud y desarrollo, así como propiedades preventivas y/o curativas o que protegen a nuestro organismo del envejecimiento. Suelen contener cantidades elevadas de vitaminas, minerales, aminoácidos y grasas saludables, entre otras sustancias beneficiosas.

Los «superalimentos» han suscitado un gran interés en los últimos años debido, en mi opinión, a que parecen ser una solución fácil y cómoda para prevenir o solucionar diversos problemas de salud, que están siendo cada vez más habituales en nuestras sociedades desarrolladas. Nuestros hábitos de vida, incluidos los alimenticios, han demostrado ser determinantes en nuestra salud y bienestar. Sin embargo, cuando aparece algún síntoma, con frecuencia, en lugar de buscar el origen o la/s causa/s, preferimos buscar una solución rápida, fácil y cómoda, en forma de alguna pastilla, alimento o tratamiento «milagroso» que elimine los molestos síntomas. Así, enriquecemos a determinadas empresas y nos hacemos cada vez más dependientes de sus productos, transformándonos poco a poco en enfermos crónicos, ignorantes de nuestro verdadero poder y responsabilidad en nuestra salud y sanación.

No creo que existan unos pocos «superalimentos» que estén por encima de otros en cuanto a propiedades beneficiosas y que sean "la píldora milagrosa" en caso de padecer algún problema de salud o enfermedad, o que nos den una salud de hierro por sí mismos. Mi opinión es la de que existen en la naturaleza multitud de alimentos naturales, ricos en nutrientes y sustancias beneficiosas para nosotros, con gran cantidad de energía, que nos pueden aportar salud y bienestar, tal y como la naturaleza lo ha dispuesto.

Se estima que existen en el mundo unas 300 000 plantas comestibles para el ser humano. Sin embargo, en nuestras actuales sociedades desarrolladas solo consumimos alrededor de 200 y se cultivan principalmente 4: arroz, trigo, maíz y soja, que además de no ser alimentos naturales para el ser humano, son poco sostenibles y requieren de enormes extensiones de tierra y grandes cantidades de pesticidas derivados del petróleo. Pero esto no es así por casualidad.

A partir de la llamada "revolución verde", impulsada por los Rockefeller (dedicados a la industria del petróleo) en los años sesenta y setenta, se produjo un cambio en la forma de producir los alimentos, pasando a una agricultura industrial intensiva basada en monocultivos. Este nuevo sistema emplearía enormes extensiones de tierra con un solo cultivo y utilizaría grandes cantidades de fertilizantes, herbicidas y pesticidas basados en el petróleo, lo que proporcionó (y sigue proporcionando) enormes beneficios a estas industrias, pero muy pocos para el resto de la población y para el planeta. Los alimentos así cultivados han demostrado tener una menor cantidad de nutrientes además de contener una gran cantidad de diferentes tóxicos. Los suelos se han desmineralizado en gran medida y se ha acabado con gran parte de la biodiversidad. Con estas prácticas de la agricultura industrial intensiva, multitud de plantas, insectos y animales muy beneficiosos y necesarios para el equilibrio natural del sistema han desaparecido.

Para recuperar el equilibrio, lo que muchos proponen es dejar de cultivar de manera intensiva determinados alimentos poco saludables e insostenibles, como son los cereales, y cultivar una gran variedad de alimentos vegetales más sostenibles como los frutos secos, las frutas y las hortalizas en espacios más reducidos.

Esto ya se está llevando a cabo por algunos profesionales en todo el mundo, y ha demostrado ser una forma de producción más productiva, eficiente, limpia y barata, al requerir menos maquinaria y combustible, además de producir alimentos más nutritivos y saludables, sin pesticidas ni otros químicos.

Los alimentos que nos ofrece la naturaleza no sólo nos ofrecen los nutrientes que necesitamos, sino que además contienen sustancias capaces de ayudarnos a mantener nuestra salud y a sanarnos en caso de que nuestro equilibrio se haya roto por determinadas causas. Si te interesa profundizar más en este tema te recomiendo leer el libro *La salud prohibida,* que encontrarás en la tienda Amazon.

Según mi propia investigación y experiencia, la salud no depende tanto de factores sobre los que tenemos poco o ningún poder, como son la genética, la mala suerte, las bacterias o los virus, como la medicina industrial predominante pretende hacernos creer, sino que depende en mayor medida de factores sobre los que sí tenemos un gran poder y una gran responsabilidad. Algunos de estos factores son:

Nuestro equilibrio interior

Creo que todo lo que ocurre en el exterior es consecuencia y reflejo de nuestro estado interior. Nuestros pensamientos predominantes a lo largo del tiempo, nuestras creencias y nuestro estado emocional son cruciales y determinantes en nuestra salud, como ya ha descubierto la ciencia y cualquiera que preste un poco de atención a sí mismo y a lo que sucede en su cuerpo.

Si quieres disfrutar de buena salud, sé feliz, ámate mucho y aliméntate con buenos pensamientos que te produzcan buenas emociones y, por consiguiente, hábitos más saludables. Esto es algo que conozco muy bien por experiencia propia, ya que, aunque suelo cuidar bastante mis otros hábitos, como son la alimentación, el ejercicio o una adecuada exposición a la luz natural del sol, mis pensamientos negativos o de desconfianza en mí mismo me han jugado malas pasadas y es algo que he terminado pagando con mi salud en bastantes ocasiones. Así que, antes de buscar algún superalimento «mágico» o alguna pastilla milagrosa, te recomiendo cuidar bien este aspecto fundamental, que es tu estado interior, y que, si tienes algún problema de salud, busques en dónde se ha podido producir el desequilibrio en ti o dónde se encuentra tu lucha interior.

Nuestros hábitos alimenticios

Somos en buena parte lo que comemos. Tomamos alimentos varias veces al día durante la mayor parte de nuestra vida. Estos alimentos acaban formando parte de nosotros. Su energía pasa a formar parte de la nuestra. ¿Cómo podría esto no influir en gran medida en nuestra salud y enfermedad?

14

Muchos estarían de acuerdo en que lo que comemos influye en nuestra salud, pero no tanto en que gran parte de las enfermedades más habituales de nuestro tiempo están relacionadas, en gran medida, con lo que introducimos en nuestro organismo cada día a través de la alimentación o de la piel. Si quieres gozar de la salud y bienestar que son naturales en ti, mi propuesta es que consumas habitualmente **alimentos naturales vivos** y llenos de energía. Para saber más, te recomiendo visitar la página web http://biopcion.com.

Nuestra respiración

Aunque no es el tema principal de este libro, al igual que ocurre con la alimentación, nuestra forma de respirar guarda una estrecha relación con nuestra salud y bienestar.

Muchos aconsejan respirar profundamente y con grandes inhalaciones para oxigenar bien nuestro organismo. Sin embargo, investigaciones realizadas por expertos como el doctor Konstantin Buteyko, un médico ruso que desarrolló un método para superar el asma y otros trastornos respiratorios, nos ofrecen resultados diferentes.

Al parecer, muchos de los problemas de salud que afectan a una cantidad cada vez mayor de personas, como son el asma, las alergias o los problemas del sueño, estarían muy relacionados con nuestra forma de respirar y, más concretamente, con un exceso de aire o hiperventilación. Investigaciones recientes han revelado que una respiración inadecuada y excesiva, que muchos de nosotros tenemos aún sin darnos cuenta, aumenta la velocidad de oxidación y envejecimiento en las personas.

Aprender a respirar de una forma más natural, por tanto, es otra de las claves para gozar de una salud de hierro. Si quieres más información sobre esto, te recomiendo leer el libro *Cierra tu boca*, de Patrick McKeown, en el que descubrirás el método de respiración Buteyko de la mano de un ex asmático cualificado por el propio doctor Buteyko para impartir su método. Podrás encontrar una pequeña reseña de este libro en la página http://biopcion.com/cierra-tu-boca/.

El ejercicio físico

Otra de las claves para mantener y potenciar nuestra salud es la práctica de ejercicio físico moderado habitual, que nos ayudará a fortalecernos y a potenciar un adecuado desarrollo de las funciones cerebrales y del resto del cuerpo.

Existen multitud de investigaciones que han encontrado una relación directa entre el ejercicio físico, la salud y la sanación. Un ejemplo de ello es el estudio realizado por la Universidad de Australia Occidental *y* la profesora Nicola Lautenschlager, psiquiatra e investigadora en la prevención del deterioro cognitivo, en el que encontraron que hacer ejercicio revierte el deterioro de la memoria en los ancianos y aumenta el desarrollo de nuevas neuronas en el hipocampo. Según esta investigación, los ejercicios intensos producen mayores beneficios que los leves. En este estudio, publicado en *Journal of the American Medical Association*, los ancianos que hicieron ejercicio físico de manera regular (20 minutos al día) durante 24 semanas, mostraron una mejoría en los parámetros de memoria, capacidad lingüística, atención y otras funciones cognitivas importantes, en comparación con un grupo de control: https://www.ncbi.nlm.nih.gov/pubmed/18768414.

No es necesario ni saludable, según mi opinión y experiencia, que realices durísimos entrenamientos (a no ser que te guste) o que te metas unas palizas increíbles cada día (lo que puede ser contraproducente), sino hacer algún ejercicio de cierta intensidad **y que te guste** durante 25-45 minutos, unos 4-5 días a la semana. Caminar, subir escaleras, hacer yoga, nadar, hacer ejercicios en tu casa o al aire libre, montar en bicicleta o correr podrían ser algunos ejemplos. Es importante que sea algo que te guste y con lo que disfrutes, porque hacerlo de manera habitual es una de las claves para disfrutar de todos sus beneficios.

Otro dato interesante es la relación entre nuestros hábitos de vida y nuestros genes. Se ha descubierto que el ejercicio habitual puede modificar nuestra genética de forma beneficiosa, al igual que ocurre con otros hábitos de vida como la alimentación.

Según afirma el neurólogo estadounidense David Perlmutter:

«El ejercicio es una de las formas más potentes de cambiar tus genes, pues cuando ejercitas tu cuerpo también ejercitas tus genes»

Una adecuada exposición a la luz natural

Nuestro estilo de vida actual suele conllevar que pasemos mucho tiempo encerrados en lugares con poca luz natural directa, lo que nos priva de uno de los más importantes alimentos para nuestra salud general y bienestar: la luz del sol.

No importa si hace un día nublado o incluso si está lloviendo, la luz nos llegará también, y sus efectos beneficiosos en nuestro estado emocional y físico están más que demostrados.

Nuestras células necesitan luz natural. Desde la antigüedad, se ha utilizado la exposición a la luz del sol para tratar diversas enfermedades y trastornos como la tuberculosis, el cáncer, o problemas de la piel, entre otros. Nuestro cuerpo necesita luz natural para producir la vitamina D. La carencia de esta vitamina está relacionada con numerosos problemas y enfermedades como el autismo, el trastorno por déficit de atención, problemas en el parto, la depresión o el cáncer.

Según diversas investigaciones, <u>para cualquier proceso de sanación es importante tener una adecuada exposición a la luz natural y directa del sol.</u>

Por ahora lo dejaremos aquí, pero profundizaremos más sobre este punto al final del libro.

Respetar y cuidar el medio ambiente

Desde luego, cuidar y proteger el aire que respiramos, el agua que bebemos, la tierra en la que crecen los alimentos que comemos, además de los mares, las plantas y otros seres vivos que hacen posible todo el ecosistema natural que necesitamos para vivir, son factores determinantes a la hora de disfrutar de nuestra propia salud.

Nuestra salud individual y colectiva no están desvinculadas de la salud del planeta en el que vivimos, sino todo lo contrario, están estrechamente entrelazadas. Incluso yo diría que son la misma cosa. Si queremos disfrutar de nuestra salud, cuidar y proteger el ecosistema es de vital importancia.

Estos son, según mi experiencia e investigación personal, algunos de los puntos más determinantes en nuestra salud, aunque no son los únicos. El descanso, nuestras motivaciones y pasiones, una vida con propósito o nuestras relaciones con otras personas me parecen también determinantes.

Con todo esto lo que pretendía transmitir es que, desde mi punto de vista, nuestra salud no depende de nuestros genes, de la suerte o de otros factores sobre los que no tenemos control, sino de nosotros mismos.

Con respecto al tema del que trata este libro, creo que, en realidad, existen multitud de «superalimentos» naturales, y no creo que haya algunos mejores que otros. Para mí, la clave está en una alimentación verdaderamente natural para el ser humano, con una gran variedad de **alimentos vivos**, cuidando ciertos aspectos en su producción para que sean alimentos saludables y respetuosos con el medio ambiente y con otros seres que conviven con nosotros.

Se podría decir que existen numerosos alimentos naturales con grandes propiedades saludables, preventivas e incluso curativas. En este libro yo he querido compartir contigo información sobre algunos de ellos, no porque sean los únicos ni los mejores, sino para ofrecerte una pequeña muestra de lo que la naturaleza nos ofrece sin pedir mucho a cambio. Quizás solo que la respetemos y que fluyamos con ella.

Ahora sí, sin más preámbulo y como te prometí, aquí tienes la lista de los *13 alimentos naturales con propiedades medicinales*. Espero que te guste.

AJO

La planta del ajo, o Allium Sativum, nos ofrece innumerables beneficios y usos. Se utiliza para tratar afecciones de la piel como la sarna, las verrugas o los callos, para desinfectar heridas, tratar problemas digestivos e intestinales, resfriados, y hasta enfermedades graves como el cáncer. Son numerosos los estudios realizados que demuestran las propiedades beneficiosas y curativas de esta planta que nos ofrece la naturaleza.

Composición nutricional

Según *Wikipedia*, una enciclopedia online accesible para todos, en cada 100 gramos de ajo encontramos, entre otros nutrientes (valores aproximados):

17 mg. de sodio

401 mg. de potasio

6 gr. de proteínas

9 IU de vitamina A

181 mg. de calcio

31,2 mg. de vitamina C

1,7 mg. de hierro

1,2 mg. de vitamina B6

25 mg. de magnesio

Lo primero que podemos ver es que contiene una cantidad significativa de potasio, en una adecuada proporción con respecto al sodio, lo que nos ayuda a mantener o a restaurar nuestro propio equilibrio sodio/potasio, que suele estar alterado, debido a un elevado consumo de alimentos industriales, alimentos muy cocinados y con una gran cantidad de cloruro de sodio puro (sal refinada) y una pobre cantidad de potasio. Esto puede causar diferentes problemas como la hipertensión, la retención de líquidos, las migrañas o incluso el cáncer. Por esto, entre otras cosas, es recomendable aumentar el consumo de frutas y hortalizas en crudo y ecológicas, sin procesar ni cocinar, ya que muchos nutrientes y beneficios se pierden en el procesado y cocinado de los alimentos.

También observamos que contiene cantidades significativas de vitamina C, magnesio y calcio. Su contenido en antioxidantes nos protege de la oxidación y el envejecimiento, y su contenido en hierro y otras sustancias nos ayuda a prevenir y tratar anemias, entre otros beneficios.

Propiedades beneficiosas

Sus propiedades medicinales son conocidas desde la antigüedad. Según afirman algunas fuentes, Hipócrates, considerado como «el padre de la medicina», solía recetarlo para tratar diversas enfermedades. Egipcios, griegos y romanos lo usaban por sus propiedades curativas. No por casualidad, ha sido considerado como «tratamiento espanta-enfermedades».

En 1971, una expedición de la *UNESCO* encontró una antigua receta de una tintura a base de ajo y alcohol puro en un monasterio tibetano, datada en el año 3000 a.c., que utilizaban para tratar la epilepsia, tumores, rejuvenecer el organismo y mejorar la vista.

En nuestra cultura también se ha usado con estos fines. Según cuentan, en la Primera y Segunda Guerra Mundial, se utilizaba el jugo de ajo para desinfectar las heridas a los soldados, demostrando ser un desinfectante natural muy efectivo.

Desde bien antiguo, se ha utilizado para tratar los síntomas y acelerar el proceso de curación en catarros y resfriados comunes. Según cierto estudio, el suplemento de ajo es capaz de ayudar a reducir los resfriados en un 63 % y la duración media de los síntomas en un 70 %: http://www.ncbi.nlm.nih.gov/pubmed/11697022.

Es conocido por ser un gran descongestionante y muy eficaz para tratar problemas pulmonares, tos, flemas, mucosidades, sinusitis...

Su capacidad para reducir la presión sanguínea es bien conocida. Las enfermedades cardiovasculares (infartos, muerte súbita, insuficiencia cardíaca...) son una de las principales causas de muerte en el mundo, y la presión sanguínea elevada está muy relacionada con ellas.

La hipertensión puede causar daños en diversos órganos como los riñones, los ojos o el corazón, hemorragias cerebrales, trombosis... Cuando nos levantamos con los ojos y la cara hinchados y con mal sabor de boca, puede ser debido a que el hígado esté sobrecargado, tratando de desintoxicar el organismo, y el ajo ha demostrado ser efectivo y de gran ayuda para esto.

Diversos expertos en salud ya recomiendan su uso diario por su gran poder para regular la presión sanguínea y los niveles de colesterol en sangre. *La Fundación Española del Corazón (FEC)* recomienda tomarlo para reducir el colesterol «malo» y como remedio depurativo, antiséptico y antibacteriano, impidiendo la proliferación de algunas bacterias que pueden causarnos problemas cuando están descontroladas.

Con respecto a las bacterias, creo que es importante saber que, pese a lo que nos han enseñado a muchos durante años, **no son nuestras enemigas, sino más bien todo lo contrario, conviven con nosotros desde siempre y además las necesitamos, en un adecuado equilibrio, para estar sanos.** En realidad, se sabe que tenemos una enorme cantidad de bacterias que realizan multitud de funciones importantes en nuestro organismo. Los problemas surgen cuando el equilibrio existente entre estas bacterias y otros microorganismos se rompe por diferentes causas. La guerra que se declaró a estos pequeños seres, sobre todo a partir de la revolución industrial, es una guerra contra nosotros mismos, como ya vienen advirtiendo numerosos científicos y expertos en salud. Estos desequilibrios pueden ser debidos a diversos factores como los medioambientales y sociales, los hábitos de vida o nuestro estado emocional.

Siguiendo con el ajo, una de las sustancias que tiene capacidad de reducir la presión sanguínea es la alicina, que se forma al cortarlo, machacarlo o triturarlo.

Se recomienda tomarlo en crudo, machacado o cortado, y añadido a las comidas, ensaladas, o con miel. No se recomienda calentarlo ya que se pierden algunas de sus propiedades beneficiosas.

Algo muy interesante es que se ha descubierto su sorprendente propiedad de protegernos contra la acumulación de metales pesados en nuestro organismo.

Se han encontrado evidencias de que consumir ajo podría ser beneficioso para las mujeres en la menopausia, al potenciar la salud ósea, reduciendo los indicadores de deficiencia de estrógeno.

Para tratar problemas o enfermedades se recomienda tomar un diente dos o tres veces al día en las comidas, en crudo y machacado o cortado. No se recomienda tomar en caso de alergias, trastornos hemorrágicos (ya que reduce la coagulación de la sangre, lo que es beneficioso en las arterias, pero no en caso de hemorragias), o en el caso de estar tomando medicamentos anticoagulantes.

Otra de sus propiedades beneficiosas es la de ayudar a tener una piel más tersa, joven y sana, siendo indicado para el tratamiento del acné.

El ajo es considerado como uno de los mejores remedios naturales para prevenir y combatir los procesos infecciosos del aparato respiratorio (faringitis, gripe, resfriados...), digestivo (putrefacción intestinal, diarrea, desequilibrio en las bacterias intestinales...) y excretor (infecciones renales, cistitis...). También es un gran aliado para combatir el desequilibrio microbiano en nuestros intestinos.

Consumirlo parece ayudar en la disminución de las reacciones alérgicas producidas por el polen.

Su jugo ha sido utilizado para la desinfección de la piel, tratando picaduras de insectos, hongos, mordeduras, llagas, heridas y quemaduras. Machacado en aceite de oliva se utiliza en el tratamiento de la sarna. También en verrugas y callos (con cataplasmas). Se recomienda probar antes de aplicarlo en la piel, ya que el uso externo puede provocar dermatitis en algunas personas. Está indicado en el caso de infección de oídos (otitis), echando dos gotas de aceite de ajo dentro del oído y tapando con un algodón después.

Para la infección del «pie de atleta» se recomienda macerar durante tres días ocho o nueve dientes de ajo en aceite de oliva y aplicarlo con una gasa entre los dedos.

Cuanto más fresco esté, mejor, ya que algunas veces se venden ajos que se han cogido hace muchos meses y han perdido buena parte de sus propiedades.

Estudios realizados

● En un meta-análisis realizado por una Universidad Australiana y publicado en 2013, que incluyó 39 ensayos primarios del efecto de los preparados de ajo sobre el colesterol, encontraron que es eficaz en la reducción del colesterol total en sangre en personas con niveles elevados, siempre que se tome durante, al menos, dos meses, y lo consideraron como una alternativa más segura a los medicamentos para reducir los niveles de colesterol:

http://www.ncbi.nlm.nih.gov/pubmed/23590705

● En un estudio realizado a empleados de una fábrica de baterías de coche, con una alta exposición al plomo, encontraron que altas dosis de ajo disminuían los niveles de plomo en la sangre en un 19 %, además de los dolores de cabeza, la alta presión sanguínea y otros síntomas de toxicidad. Según esta investigación, tres dosis al día produjeron un mayor efecto que el medicamento D-penicilamina en la reducción de los síntomas: http://www.ncbi.nlm.nih.gov/pubmed/22151785.

● Un grupo de expertos reunidos en un simposio sobre el ajo, celebrado en la Universidad Libre de Berlín, realizó una comparación del efecto antiaterosclerótico (que evita el endurecimiento y la obstrucción de las arterias por acumulación de placa arterial) del ajo con el de la aspirina. Según afirmó el profesor Kiesewetter, 900 mg. de polvo de ajo al día, a partir de la tercera semana, son equivalentes a 300 mg. de aspirina al día: http://www.elmundo.es/salud/1995/171/00997.html.

● Una investigación realizada por la *Washington State University*, publicada en el *Journal of Antimicrobial Chemotherapy,* encontró que el ajo es 100 veces más efectivo que dos populares antibióticos para tratar el grupo de bacterias Campylobacter jejuni, relacionadas con enfermedades transmitidas por los alimentos, muy comunes en todo el mundo. https://news.wsu.edu/2012/05/01/garlic-compound-fights-source-of-food-borne-illness/.

Saif Konkel Michael, que ha estudiado estas bacterias durante 25 años afirmó:

«Este es el primer paso para desarrollar o pensar en nuevas estrategias de intervención».

En la actualidad, y desde hace años, se viene dando un aumento significativo de la resistencia a diferentes tipos de antibióticos, generado en gran parte, y según algunos expertos, por la manipulación genética, por un uso excesivo de antibióticos en la agricultura y la ganadería, y por una prescripción y automedicación desmesurada. Por esto, entre otras razones, es una necesidad cada vez mayor buscar alternativas a los antibióticos, y fármacos en general, que sean efectivas y respetuosas con nuestra salud y con el medio ambiente.

Xiaonan Lu, autor principal del artículo, declaró:

«Este trabajo es muy emocionante para mí porque demuestra que este compuesto tiene el potencial de reducir las bacterias causantes de enfermedades en el medio ambiente y en nuestro suministro de alimentos».

● Según un estudio realizado por la Foscal, la Universidad de Santander *y* la Universidad Complutense de Madrid, el ajo tiene propiedades cardioprotectoras, y lo señalan como una alternativa para la prevención de la diabetes, el infarto y las enfermedades cardiovasculares:
http://www.cienciasalud.com.mx/medicina-tradicional/comprueban-beneficios-del-ajo-como-cardioprotector.

● Otro análisis de los datos de varios estudios mostró que a mayor cantidad de ajo crudo o cocido consumido, menor fue el riesgo de presentar cáncer de estómago y cáncer colorectal:
https://www.ncbi.nlm.nih.gov/pubmed/11238811.

● En *El Estudio de Mujeres de Iowa* (*Iowa Women's Study*) se descubrió que las mujeres que consumieron mayores cantidades de ajo, tuvieron un riesgo 50 % menor de padecer cáncer de cólon distal, en comparación con las mujeres que consumían una cantidad menor:
https://www.ncbi.nlm.nih.gov/pubmed/8296768.

● Según un estudio llevado a cabo en China, un mayor consumo de vegetales de Allium, especialmente de ajo y cebolletas, está relacionado con una reducción de aproximadamente el 50 % en el riesgo de padecer cáncer de próstata:
https://www.ncbi.nlm.nih.gov/pubmed/12419792.

● Según otro trabajo presentado por investigadores de la Universidad de Toronto (Canadá), los ajos tienen componentes con propiedades anticancerígenas y pueden resultar eficaces para combatir la malaria:
http://www.dmedicina.com/vida-sana/alimentacion/nutricion/2001/11/13/componentes-ajo-proteger-cancer-malaria-8430.html.

No son pocas las evidencias de que este alimento que nos ofrece la naturaleza nos aporta propiedades beneficiosas e incluso curativas, y sin los peligrosos efectos secundarios de la mayoría de los fármacos. Como dijo algún sabio:

«La madre naturaleza es la mejor farmacia».

SEMILLAS DE LINO

Las semillas de lino o linaza parecen ser unas de las mayores fuentes vegetales conocidas de ácidos grasos esenciales Omega-3. Poseen más de este ácido graso esencial que cualquier pescado: unos 22.813 mg. por cada 100 gr. El salmón, uno de los pescados con mayor contenido en Omega-3, tiene unos 2506 mg. por cada 100 gr. Además de esto, y según algunos expertos en grasas, los ácidos grasos Omega-3 y Omega-6 se enrancian con el calor del cocinado, la luz y el oxígeno, por lo que aquellos provenientes de semillas vegetales en crudo, como las de lino o las de chía, son los más recomendables.

Varios estudios han encontrado que el Omega-3 presente en estas semillas ayuda a prevenir enfermedades como la artrosis o artritis. Recomiendan dejarlas en remojo la noche anterior y molerlas en el momento en que se vayan a consumir para facilitar la digestión y la asimilación de nutrientes.

Según afirman, las semillas de lino contienen lignanos, unos fitoquímicos con poder anticancerígeno que ayudan a regular la actividad hormonal en las mujeres y una gran cantidad de fibra (27 gr./100 gr.). Por esto, entre otras cosas, se les atribuye el poder de reducir el riesgo de padecer diferentes tipos de cáncer.

Se recomiendan para ayudar en el tratamiento de diversas enfermedades y trastornos como las del corazón, diabetes, retención de líquidos, alergias, sobrepeso o problemas sexuales.

Composición nutricional

En cada 100 gr. de semillas de lino encontramos (valores aproximados):

Calorías: 534

Grasas: 42 gr.

Proteínas: 18 gr.

Hidratos de carbono: 29 gr.

Fibra: 27 gr.

Sodio: 30 mg.

Potasio: 813 mg.

Calcio: 255 mg.

Hierro: 5,7 mg.

Vitamina B6: 0,5 mg.

Magnesio: 392 mg.

Propiedades beneficiosas

A las semillas de lino se les atribuyen propiedades relajantes y antiestrés. Parecen ayudar en la digestión de alimentos y facilitar el tránsito intestinal, además de a reducir problemas dermatológicos como la psoriasis o los eczemas, aplicando el aceite de linaza cada noche. Para esto, se recomienda aplicar antes una pequeña cantidad por si pudiera provocar algún tipo de reacción, ya que cada piel es diferente.

En casos de estreñimiento, tomar 2 cucharadas de semillas previamente remojadas durante la noche, o bien tomar en ayunas y antes de acostarse una cucharada de semillas molidas.

También son usadas para fortalecer el cabello, favoreciendo su crecimiento e hidratación de forma natural, para lo que se recomienda machacar las semillas y añadir infusión de ortiga, dejar reposar unos 30 minutos y aplicar después de la ducha.

Son ricas en aminoácidos y no contienen gluten. La gran cantidad de gluten presente en algunos cereales como el trigo, que en la actualidad han sufrido grandes modificaciones genéticas, está relacionada con diversos problemas de salud como el alzhéimer, el autismo, las intolerancias alimenticias, la celiaquía o el trastorno por déficit de atención con o sin hiperactividad (TDA o TDAH), entre otros.

Algunas fuentes recomiendan no tomar más de 25 gr. al día (una cucharada equivale a unos 15 gr), por la posible aparición de diarreas o hipoglucemia, ya que ayudan a bajar los niveles de glucosa en sangre. Una cucharada al día puede ser una cantidad recomendable.

Están muy indicadas para personas con diabetes, siempre controlando la insulina y los niveles de glucosa en sangre, ya que ayudan a bajar estos niveles.

Se les reconocen propiedades de limpieza del intestino, por ser ricas en sustancias como la celulosa, la lignina y los mucílagos, que atraviesan el tracto intestinal sin ser digeridos.

Más propiedades beneficiosas

● Poder antiinflamatorio, gracias a los ácidos grasos omega-3, por lo que están indicadas para casos de artritis, artrosis, reuma...

● Ayudan a mantener unos niveles adecuados de colesterol y a mejorar la circulación, potenciando la salud del corazón. Según ciertas investigaciones, tomar habitualmente estas semillas ayuda a reducir el colesterol y a mejorar la circulación sanguínea, al impedir o disolver los coágulos del torrente sanguíneo.

● Propiedades anticancerígenas.

● Ayudan a evitar la acidez y las úlceras estomacales, protegiendo las mucosas y evitando la inflamación intestinal.

● Potencian la salud cerebral, gracias a sus ácidos grasos esenciales y aminoácidos. El cerebro, tal y como afirman algunos expertos como el neurólogo estadounidense David Perlmutter, está compuesto fundamentalmente de grasa, y es grasa saludable, y no azúcares, lo que requiere para funcionar correctamente.

● Son utilizadas para el tratamiento de la diverticulitis (inflamación en intestinos).

- Ayudan en el tratamiento de afecciones del aparato urinario, como la nefritis, la cistitis o la uretritis.

- Ayudan en afecciones de las mucosas: bronquitis, catarros, irritaciones de garganta, faringitis... Para esto se recomienda hacer gárgaras con el líquido de remojo de la noche.

- Propiedades beneficiosas para el cuidado de la piel. Se les atribuyen propiedades suavizantes y para la reparación de la piel. Utilizado para eccemas y quemaduras, el aceite de lino parece ser uno de los mejores remedios para la curación y cicatrización de las quemaduras, previniendo infecciones y favoreciendo la regeneración de la piel. Para ello se recomienda aplicar el aceite diluido en agua sobre la zona y tapar con una venda limpia.

- Para el cuidado del cabello y anticaída del pelo se puede aplicar el aceite diluido en agua a partes iguales.

- Ayudan en la menopausia. Por su contenido en lignanos, unos fitoestrógenos naturales, las semillas de lino ayudan a tratar síntomas como los sofocos y a neutralizar el exceso de estrógenos que se producen en el organismo. Este exceso, que podría estar debido en gran parte al consumo durante años de alimentos de origen animal, como las carnes o la leche de vaca, muy ricos en estrógenos, podría estar muy relacionado, según diversos estudios, con enfermedades como el cáncer de mama.

Según los hallazgos de la doctora Johanna Budwig, médico de origen alemán, propuesta siete veces para el Premio Nobel de Medicina, el aceite de lino es uno de los ingredientes con mayor poder para alcalinizar nuestro organismo y oxigenar la sangre, y uno de los alimentos fundamentales utilizados en su protocolo para la curación de enfermedades como el cáncer.

La doctora Budwig ayudó en la curación de muchos enfermos terminales, teniendo más de mil casos documentados, incluso ya considerados como intratables y sentenciados de muerte por la medicina convencional.

Este protocolo elimina los alimentos que la doctora Budwig consideraba tóxicos, y añade, además de los alimentos naturales y saludables, una adecuada exposición a la luz solar y la reducción del estrés: http://www.budwigcenter.es/alimentacion-y-dieta-contra-el-cancer/.

La doctora Budwig también descubrió los efectos beneficiosos de estas semillas para tratar la impotencia en los hombres y la frigidez en las mujeres, que estarían muy relacionadas con una mala circulación sanguínea, para lo que estas semillas, al natural y en crudo, parecen ser muy efectivas.

ALMENDRAS

Las almendras, junto con el resto de frutos secos, son algunos de los alimentos que más beneficios nos pueden aportar y, sin embargo, se ha extendido la creencia equivocada de que debemos evitarlos o reducir su consumo debido a su alto contenido en calorías y grasas.

La creencia de que la clave de problemas de salud como el sobrepeso, la obesidad o la diabetes, es la cantidad de calorías o de grasas que consumimos, es uno de los mayores errores que cometen muchas personas en su alimentación. Esta es una de las creencias que han sido extendidas por las mismas industrias que están fomentando estos y otros muchos problemas.

Es importante tener en cuenta que no todas las calorías son iguales, como tampoco lo son todas las grasas. Existen calorías que nos pueden hacer enfermar y que acumulemos grasa corporal, y otras que son beneficiosas e incluso necesarias para nosotros. Y lo mismo ocurre con las grasas. Algunas grasas son perjudiciales y nos pueden hacer engordar, y otras son beneficiosas y necesarias para el organismo, como ocurre con los ácidos grasos esenciales omega-3 y omega-6. Estas grasas, que según los expertos nuestro organismo no puede sintetizar por sí mismo, por lo que debemos ingerirlas a través de los alimentos, están presentes en multitud de alimentos vegetales en su estado natural.

Alimentos como los frutos secos, las semillas, los aguacates y algunos aceites vegetales sin refinar ni calentar, son algunas de las mejores opciones para mantener nuestros niveles adecuados de ácidos grasos esenciales.

Las grasas que debemos evitar si queremos mantener nuestra salud son las del tipo trans, presentes en productos industriales (bollos, galletas, tartas, refrescos, patatas fritas...) y en aceites refinados o calentados. Tampoco recomiendo las grasas animales, ya que en ellas se acumulan diferentes sustancias tóxicas, tanto producidas por el propio animal como otras que han sido introducidas en su organismo (vacunas, antibióticos, otros fármacos, pesticidas, hormonas del crecimiento...).

La mala fama que se otorgó a las grasas, sobre todo a las saturadas, y a los frutos secos en particular, es infundada. Después de la investigación personal que llevo realizando durante algunos años, mi conclusión es que esta mala fama se ha extendido, en gran parte, con el fin de evitar dañar la imagen, y salvaguardar los intereses, de determinadas industrias. Y esto se debe a que, según una enorme y creciente cantidad de evidencias científicas, son sus productos y sus prácticas los que están muy relacionados con diversos problemas de salud como el sobrepeso, la obesidad, la diabetes, las enfermedades del corazón o el cáncer, todos ellos en creciente aumento entre la población.

Las grasas vegetales en su estado natural, tanto saturadas como insaturadas, nos ofrecen multitud de beneficios probados para nuestra salud. Si deseas más información, te recomiendo leer el libro *La salud prohibida (de venta en Amazon)* y visitar nuestra página web www.biopcion.com, donde encontrarás un artículo dedicado a las grasas.

Composición nutricional

Algunos de los nutrientes presentes en las almendras, por cada 100 gr. de alimento, son:

Kcal.: 570

Proteínas: 21 gr.

Carbohidratos: 21 gr.

Grasas: 50 gr.

Fibra: 12 gr.

Azúcares: 4 gr.

Calcio: 269 mg.

Hierro: 3,7 mg.

Fósforo: 480 mg. (69 % CDR)

Magnesio: 270 mg. (72 % CDR)

Sodio: 1 mg.

Potasio: 733 mg.

Vitamina E: 25 mg. (171 % CDR)

Al observar esta tabla nos puede llamar la atención la cantidad considerable de proteínas, fibra, calcio, hierro, fósforo, magnesio y vitamina E que encontramos. Contienen, además, un adecuado equilibrio entre el sodio y el potasio, lo que parece estar muy relacionado con nuestra salud general.

El hecho de que contengan una elevada cantidad de calorías no debe asustarnos, ya que lo más determinante a la hora de engordar o incluso enfermar, como ya hemos visto, no es la cantidad de calorías, sino el tipo de calorías que consumimos. No es lo mismo una caloría de una almendra o de una nuez que una caloría de un refresco o de un bollo industrial, por ejemplo. Lo que produce un mayor efecto en nuestra salud no es la cantidad de calorías que consumimos, sino la calidad de estas calorías. Como dice un conocido anuncio de televisión, «*La vida no está hecha para contar calorías*». Estoy totalmente de acuerdo...

Debido al contenido de una gran diversidad de sustancias que interactúan unas con otras, y no a cada sustancia por separado, este alimento natural nos ayuda a prevenir y evitar diferentes problemas de salud como la osteoporosis o la diabetes, a equilibrar nuestros niveles de colesterol, a proteger nuestra salud cardiovascular y, en definitiva, a potenciar nuestra salud general.

Algo importante a tener en cuenta es que se recomienda no tomar aquellas que tienen un sabor amargo, ya que, al parecer, contienen cantidades peligrosas de ácido prúsico, que resulta tóxico para nosotros.

Las almendras, según afirman, son una de las mayores fuentes de vitamina E del mundo, con gran poder antioxidante. El consumo de alimentos ricos en esta vitamina está relacionado con una menor incidencia de enfermedades cardíacas, cáncer y alzhéimer, entre otras.

Este fruto seco está muy indicado para personas con diabetes, ya que, según algunas investigaciones, ayuda a regular el nivel de azúcar en sangre y a mejorar la función de la insulina por su alto contenido en magnesio, lo que ayudaría a prevenir el síndrome metabólico y la diabetes tipo 2.

El magnesio está relacionado con la presión sanguínea, ayudando a regularla. Unos niveles bajos de magnesio en la alimentación están ligados a una presión sanguínea elevada.

Existen muchas pruebas de que este alimento natural, tomado en crudo, tal y como nos lo ofrece la naturaleza, es una opción saludable, y que añadirlo a nuestra alimentación habitual nos ayudará a evitar enfermedades y potenciar la salud.

Propiedades beneficiosas

● En las almendras se ha encontrado la capacidad de promover la actividad cerebral, reduciendo el riesgo de padecer enfermedades degenerativas como el alzhéimer, y ayudando a cuidar el sistema nervioso, lo que estaría relacionado con una mayor longevidad.

● Debido a sus componentes nutricionales, se les atribuye la capacidad de fortalecer los huesos, los dientes, el cabello, y de cuidar la piel, además de fortalecer y proteger las paredes de las arterias.

● En contra de lo que muchos piensan, los frutos secos (en crudo y sin sustancias añadidas) nos pueden ayudar a mantener un peso saludable, y se ha descubierto que las personas que las consumen con regularidad son más delgadas y menos propensas a ganar peso.

Sus calorías, en lugar de almacenarse en forma de grasa, son utilizadas para múltiples funciones, como aportar energía y calor corporal. Son ricas en hidratos de carbono de absorción lenta, que el cuerpo almacena y utiliza cuando los necesita. Todo lo contrario es lo que ocurre con los carbohidratos presentes en panes, bollos, refrescos y otros alimentos procesados, que provocan altos picos de glucosa en sangre, con sus posteriores descensos, lo que hace que demandemos más azúcar, contribuyendo esto con enfermedades como la diabetes.

• Se recomienda evitarlas, eso sí, en caso de que seamos alérgicos a ellas o que, por cualquier motivo, nos sienten mal. Es importante escuchar a nuestro cuerpo. Lo que funciona para una persona quizás no funcione para otra. Con respecto a esto, existe ya evidencia científica de que muchas alergias e intolerancias alimenticias son producidas por problemas en las paredes intestinales, y que, una vez que se restaura el equilibrio intestinal, con una alimentación natural y un aporte extra de probióticos (bacterias beneficiosas), suelen desaparecer.

Estudios realizados

• En uno de los estudios más largos realizados en EE.UU. sobre la relación entre el consumo de los frutos secos y la mortalidad, elaborado por la Universidad de Harvard durante 30 años, encontraron una vinculación evidente entre el consumo de estos alimentos y el aumento de la esperanza de vida. Los científicos responsables del estudio defienden que comer frutos secos a diario disminuye un 29 % el riesgo de morir de infarto, y un 11 % de cáncer.
http://www.agenciasinc.es/Noticias/Un-estudio-afirma-que-comer-frutos-secos-reduce-la-mortalidad-en-un-20

La doctora de Harvard, Ying Bao, declaró:

«La percepción de que si comes más frutos secos vas a engordar ha sido revocada en nuestro estudio».

● Según un meta-análisis llevado a cabo en España, y publicado por la revista *American Journal of Clinical Nutrition*, **el consumo de frutos secos no provoca sobrepeso ni causa acumulación de grasa corporal.** Por el contrario, **encontraron que aumenta la termogénesis (combustión de las calorías), por lo que no solo no engordan, sino que ayudan a mantener activo el metabolismo.** En este estudio, incluso en las personas que consumieron más de 100 gr. al día, esto no se tradujo en un aumento de peso, más bien, en algunos casos, se produjo un descenso:

http://www.ncbi.nlm.nih.gov/pubmed/23595878.

● En un estudio clínico realizado en 60 fumadores hombres, se encontró que el consumo de 84 gr. al día redujo los biomarcadores de estrés oxidativo entre un 23 % y un 34 % en un período de cuatro semanas.

En la piel de las almendras se encuentra una gran parte de sus antioxidantes, por lo que recomiendan tomarlas en crudo y con piel.

http://jn.nutrition.org/content/137/12/2717.long.

● Un estudio de 16 semanas, realizado en 65 personas pre-diabéticas, encontró que una alimentación con un 20 % más de calorías procedentes de almendras hizo bajar el colesterol LDL en un promedio de 12,4 mg./dl.

http://www.ncbi.nlm.nih.gov/pubmed/20833991.

● Otro estudio realizado en 100 mujeres descubrió que las que las consumían perdieron más peso que las que no lo hicieron, y mostraron mejoras en la circunferencia de la cintura, entre otros marcadores de salud:
http://www.ncbi.nlm.nih.gov/pubmed/25097630.

● Un artículo científico publicado en abril de 2014, asocia a las almendras con un potencial prebiótico capaz de mejorar la composición de la microbiota intestinal. Encontraron que los que las consumían aumentaron significativamente sus poblaciones de *bifidobacterium spp.* y *lactobacillus spp.*, y disminuyeron considerablemente las poblaciones de bacterias patógenas como las *Clostridum perfringens*.
http://www.ncbi.nlm.nih.gov/pubmed/24315808.

Según los responsables del estudio:

«Hay un cambio en el perfil de la microbiota en las personas que introdujeron almendras en su dieta diaria que potencia su sistema inmunitario».

Puedes encontrar más información en la página web de la Sociedad Española de Dietética y Ciencias de la Alimentación:
http://www.nutricion.org/noticias/noticia.asp?id=80.

● Según una investigación realizada en la Universidad de Aston, en Reino Unido, su consumo aumenta significativamente la cantidad de antioxidantes en el torrente sanguíneo y mejora el flujo sanguíneo y la presión arterial, lo que puede reducir el riesgo de padecer enfermedades cardiovasculares:

«Es la combinación de todos sus nutrientes lo que produce beneficios sobre la salud, y no sólo la actividad de un único nutriente de forma aislada. Nuestro estudio confirma que las almendras son un 'superalimento'. Nuestra investigación indica que nunca es demasiado tarde para introducirlas en la dieta; incluso añadiendo una pequeña cantidad diaria (50 gr.) durante un corto período de tiempo puede ayudar».

http://www.aston.ac.uk/news/releases/2014/june/research-show-almonds-reduce-risk-of-heart-disease/.

DÁTILES

Otro de los alimentos que he elegido para esta lista de *«superalimentos»* son los dátiles, por sus demostradas propiedades beneficiosas e incluso curativas, por su sabor, y por ser un alimento natural y fácil de encontrar en las tiendas habituales. Aun así, te recomiendo que mires siempre las etiquetas de ingredientes para cerciorarte de que sean al natural y sin sustancias añadidas, tales como azúcares procesados o edulcorantes. Parece ser que, en algunos casos, los dátiles secos son rehidratados y cubiertos con jarabe de glucosa para que brillen más y sean más atractivos al consumidor. Por lo tanto, recuerda siempre mirar la etiqueta de ingredientes de lo que vayas a comprar, ya sean productos «normales», «dietéticos», «naturales» o ecológicos.

Según afirman, los dátiles fueron muy utilizados en la antigüedad por sus propiedades medicinales y energéticas. Quizás por ello, al árbol del dátil se le llamó *el árbol de la vida*, símbolo de fertilidad y triunfo. Ya en escritos de la antigua medicina tradicional religiosa, se los elogiaba por sus beneficios para la salud, y fueron cultivados en África y Medio Oriente durante miles de años. Algunos los han llamado «minas», por su alto contenido en minerales. Se pueden consumir frescos o secos.

En los dátiles encontramos una gran cantidad de nutrientes, como potasio, fósforo, hierro, magnesio o calcio, entre otros, que, combinados entre sí, hacen que sea un alimento potenciador de la salud. Se han usado desde la antigüedad con fines preventivos y medicinales para tratar el asma, la bronquitis, la tuberculosis, la tos, las fiebres, el dolor de estómago, los catarros, la gonorrea e incluso el cáncer.

Como dato informativo, parece ser que la temporada de los dátiles españoles es de octubre a enero.

Composición nutricional

Algunos de los nutrientes que podemos encontrar en este alimento (por cada 100 gr.) son:

Calorías: 282 Kcal.

Carbohidratos: 75 gr., de los cuales:

Azúcares: 63 gr.

Fibra: 8 gr.

Grasas: 0,4 gr.

Proteína: 2,5 gr.

Agua: 21 gr.

Potasio: 652 mg.

Fósforo: 40 mg.

Hierro: 1,1 mg.

Magnesio: 35 mg.

Calcio: 32 mg.

Propiedades beneficiosas

A los dátiles se les han atribuido propiedades energéticas y afrodisíacas, siendo ricos en vitamina B5, que ayuda, según los expertos, a transformar las grasas en energía. Son, por lo tanto, muy adecuados para deportistas, mujeres embarazadas (por su alto contenido en ácido fólico, entre otras cosas) y estudiantes. Son ideales para reponer fuerzas después del ejercicio o de un trabajo intenso. Están indicados para regular la tensión sanguínea, para casos de anemia y de osteoporosis.

Aunque tienen una gran cantidad de azúcares (63 gr./ 100 gr.), son azúcares presentes de manera natural y en combinación con otras sustancias necesarias para su correcta asimilación. No parecen provocar picos en los niveles de azúcar en sangre, por lo que están indicados para personas con diabetes. Sus azúcares son liberados poco a poco y dan sensación de saciedad.

Ayudan a combatir el estrés y el nerviosismo, potenciando la relajación y ayudando a conciliar el sueño. Con gran contenido en vitamina B3, parecen ayudar a reducir el colesterol, potenciar la salud de los nervios, de la piel y del aparato digestivo. Son ricos en minerales como el potasio, que nos ayuda a mantener un adecuado equilibrio sodio/potasio. Ayudan a tratar la retención de líquidos, la gota y la artritis. Parecen intervenir en la producción de hemoglobina, al ser ricos en cobre. Son muy ricos en magnesio, calcio y fibra, ayudando a tratar el estreñimiento.

Se dice que contienen altas cantidades de beta-caroteno, que se transforma en vitamina A, con grandes propiedades antioxidantes y muy importante para la visión, el estado de la piel, el pelo y los huesos.

Por su contenido en vitamina B6 y otras sustancias que trabajan en conjunto, se dice que ayudan en la función cerebral, mejorando la memoria, la atención y la concentración, ayudando a agudizar la capacidad intelectual y el aprendizaje.

Se utilizan para suavizar la tos y tratar los catarros por sus efectos suavizantes sobre los bronquios.

Ayudan a proteger la visión, por su contenido, entre otras sustancias, de luteína y zeaxantina, denominadas "vitaminas del ojo", y también los dientes (evitando caries).

Según el doctor Joseph Mercola, un médico estadounidense que practica y defiende formas naturales de cuidar y restablecer nuestra salud, los dátiles nos ayudan a proteger la piel, las mucosas y los pulmones; a contrarrestar la degeneración macular, a controlar nuestro ritmo cardíaco y presión arterial; a metabolizar los carbohidratos, proteínas y grasas; a contrarrestar los efectos de los radicales libres y a prevenir el derrame cerebral, la enfermedad cardíaca coronaria y el cáncer, entre otros beneficios. No son pocos atributos para este pequeño alimento de la naturaleza...

Estudios realizados

• Según varios estudios realizados por el profesor Michael Aviram, bioquímico del *Technion-Israel Institute of Science*, publicados en *Journal of Agricultural and Food Chemistry*, comerlos a diario puede proteger contra la aterosclerosis o acumulación de placa en las arterias, que es considerada una de las principales causas de ataques cardíacos y accidentes cardiovasculares, y no eleva el nivel de glucosa en sangre, pese a su alto contenido en azúcares. *http://pubs.acs.org/doi/abs/10.1021/jf400782v*,

http://pubs.acs.org/doi/abs/10.1021/jf901559a.

• Un estudio de la *London Metropolitan University* los considera como alimentos ideales, que proporcionan una amplia gama de nutrientes y beneficios para la salud. Encontraron al menos 15 minerales, como el selenio, que parece ayudar en la función inmune, y 23 tipos de aminoácidos, algunos de los cuales no se encuentran en otros vegetales más populares: http://www.ncbi.nlm.nih.gov/pubmed/12850886.

• Otra investigación encontró un aumento del vigor sexual al consumirlos, por sus altos niveles de estradiol y flavonoides, aumentando el recuento de esperma y la movilidad, y aumentando el tamaño y peso de los testículos: http://www.sid.ir/En/VEWSSID/J_pdf/85120060407.pdf.

AGUACATE

El aguacate es otro de mis alimentos favoritos, por su sabor, su textura y por sus múltiples beneficios para la salud, y porque puedo añadirlo en multitud de comidas, como ensaladas, purés, salsas, batidos...

Es una fruta del árbol del aguacate, llamado *Persea Americana*, y se ha utilizado desde la antigüedad como afrodisíaco, energizante, antidiarreico, y para aliviar la disentería.

Después de la revolución industrial, se le atribuyó una mala fama, debido a su alto contenido en grasas y calorías. Una fama que protege a ciertas industrias, pero que nos perjudica a todos, desviando la atención de los alimentos verdaderamente perjudiciales, como son la mayor parte de los "alimentos" industriales. Las calorías y grasas de esta fruta, sin embargo, nos ayudan a regular nuestro metabolismo, a adelgazar si así lo necesitamos, a mejorar nuestra salud y a mantenernos en un peso saludable. Además, producen sensación de saciedad por su aporte de fibra y de gran cantidad de ácido oleico, activando las zonas del cerebro que nos hacen sentir satisfechos.

Son ricos en aminoácidos, vitaminas y antioxidantes. Entre ellos podemos encontrar la vitamina A, C, D, E, B6, K, el ácido fólico y beta-carotenos, entre otros nutrientes.

Composición nutricional

Algunos de los nutrientes que contienen, por cada 100 gr. de alimento, son (su peso suele estar entre los 200 gr. y 1,4 kg.):

Calorías: 160 cal.

Carbohidratos: 9 gr., de los cuales:

Fibra: 7 gr. (27 % CDR)

Azúcares: 0,7 gr.

Proteínas: 2 gr.

Grasas: 15 gr.

Potasio: 485 mg.

Sodio: 7 mg.

Magnesio: 29 mg.

Calcio: 12 mg.

Hierro: 0,6 mg.

Ácido fólico: 20 % CDR

Vitamina: A 146 IU

Vitamina C: 10 mg. 17 % CDR)

Vitamina B6: 0,3 mg. (13 % CDR)

Vitamina K: 26 % CDR

Vitamina B5: 14 % CDR

Vitamina E: 10 % CDR

Podemos observar que contienen una gran cantidad de potasio, mayor que la de los plátanos, en un adecuado equilibrio con el sodio.

Propiedades beneficiosas

• Este alimento nos aporta una gran cantidad de energía y parece ayudar a regular los niveles de azúcar en sangre, por lo que puede ser muy adecuado para personas con diabetes. También se les atribuyen propiedades antiinflamatorias y estabilizadoras del ritmo cardíaco.

• Se afirma que ayudan a mejorar los niveles de colesterol y a regenerar la masa muscular, conteniendo cantidades importantes de aminoácidos, potasio y zinc.

• Se recomienda tomarlos de manera habitual para tratar la artritis, ayudando a disminuir la inflamación de las articulaciones y a reparar los cartílagos, por sus ácidos grasos esenciales y vitaminas del grupo E.

• Se les atribuye la capacidad de ayudar a potenciar nuestro sistema inmunológico, siendo muy ricos en carotenoides.

• Se dice que ayudan a proteger la vista por su contenido en luteína y otros antioxidantes, protegiendo también nuestra piel y cabello. Aplicar una mascarilla de aguacate sobre la cara ayuda a cuidar nuestra piel y a protegerla de las quemaduras del sol.

• Se recomienda su consumo a mujeres embarazadas por sus múltiples beneficios y por su contenido en ácido fólico, que ayuda a mejorar la salud general y la correcta formación del feto.

• Según algunas investigaciones, aumentan la absorción de nutrientes hasta en cinco veces. Se sabe que no solo es importante la cantidad de nutrientes que introducimos en nuestro organismo, sino también nuestra capacidad de absorberlos y asimilarlos correctamente. Capacidad que puede estar mermada por diversos factores como los desequilibrios emocionales, intestinales o estomacales, una alimentación inadecuada, una acumulación de tóxicos en el organismo, etc.

• Diversos estudios indican que una ingesta elevada de potasio ayuda a bajar la presión arterial, disminuyendo el riesgo cardiovascular, los infartos o la disfunción renal.

• Su gran aporte de grasas, tanto saturadas como insaturadas, y de ácido oleico se ha relacionado con una disminución de la inflamación y un menor riesgo de cáncer.

• Sus grasas parecen ser resistentes al calor, por lo que el aceite de aguacate podría ser una opción recomendable para cocinar.

• Su contenido en fibra soluble ayuda a alimentar al conjunto de nuestras bacterias intestinales beneficiosas, que son responsables de gran parte de nuestra salud general. Ya Hipócrates defendía que *"toda enfermedad comienza en los intestinos"*, y existe una gran evidencia científica que así lo corrobora.

• Según afirman, es adecuado para el bebé como primer alimento sólido, aportando grandes beneficios para su salud y desarrollo. (El primer alimento más recomendable e importante para el adecuado desarrollo del bebé es, con diferencia, la leche materna).

Recomendaciones

En la página web http://biopcion.com encontrarás recetas con este y otros alimentos naturales que quizás podrían gustarte, por lo que te recomiendo visitarla.

La forma en la que pelamos el aguacate es importante, ya que se ha descubierto una gran concentración de carotenoides en la parte interior más oscura y cercana a la cáscara. Los carotenoides parecen potenciar la salud y ayudar a prevenir varios tipos de cáncer, enfermedades cardíacas y la degeneración macular.

Para aprovechar al máximo todos sus nutrientes, puedes cortarlo por la mitad y ayudarte de una cuchara para rebañar bien toda su carne, incluyendo la parte más oscura, o también puedes hacerlo de la siguiente manera:

1: Córtalo a lo largo por la mitad, bordeando la semilla.

2: Toma ambas mitades con las manos y muévelas en direcciones opuestas.

3: Quita la semilla.

4: Corta cada mitad a lo largo.

5: Pela la cáscara de cada mitad con el dedo índice y pulgar.

Para ayudar a protegerlo de la oxidación, una vez abierto, puedes añadirle un poco de zumo de limón.

Estudios realizados

• En un análisis de los datos de 17 567 participantes en la encuesta *NHANES* en EE.UU. (*National Health and Nutrition Examination Survey*, 2001-2008), encontraron que los que consumían aguacates de manera habitual tenían una ingesta de nutrientes mucho más elevada y la mitad de probabilidades de tener síndrome metabólico, un síntoma de factor de riesgo para las enfermedades del corazón y la diabetes. Los que los comían con regularidad pesaban menos, tenían un índice de masa corporal más bajo y menos grasa en el vientre, además de una cantidad mayor de colesterol «bueno»: http://nutritionj.biomedcentral.com/articles/10.1186/1475-2891-12-1.

Tal y como afirmaron los responsables del estudio, añadir aguacate o su aceite a ensaladas puede aumentar la absorción de antioxidantes de 2,6 a 15 veces. Como ya hemos visto, hay que tener en cuenta que no solo es importante la cantidad de nutrientes que consumimos, sino también su adecuada absorción. Por ejemplo, algunos nutrientes como las vitaminas A, D, E, K y los carotenoides son liposolubles, lo que significa que necesitan combinarse con grasas para ser adecuadamente asimilados.

• En varios estudios se encontró que consumirlos puede ayudar a reducir los efectos secundarios de la quimioterapia y a inhibir el crecimiento de células cancerígenas: http://www.ncbi.nlm.nih.gov/pubmed/22070054, http://www.ncbi.nlm.nih.gov/pubmed/15629237

• Según investigaciones realizadas en Japón, algunas sustancias presentes en los aguacates ayudan a proteger el hígado.

https://www.sciencedaily.com/releases/2000/12/001219074822.htm.

El autor principal del estudio, Hirokazu Kawagishi, afirmó:

«Además de ofrecer sabor y nutrición, los aguacates parecen mejorar la salud hepática. Las personas deberían comer más aguacates».

- Investigadores estadounidenses realizaron un estudio sobre su consumo en adultos con sobrepeso, encontrando efectos positivos como un aumento de la sensación de saciedad, un mayor control del apetito y una reducción significativa en los niveles de insulina en sangre: http://www.ncbi.nlm.nih.gov/pmc/articles/PMC4222592/.

ACEITE DE COCO

El aceite de coco es otro de los alimentos con una desmerecida mala fama, que ha sido atacado por su alto contenido en grasas saturadas, que como ya hemos visto no son las causantes del sobrepeso ni de los problemas de salud que padecemos en nuestra sociedad, sino todo lo contrario. Como ya se ha descubierto, no son las grasas saturadas las malas de la película. La difusión de esta creencia es solo una de las estrategias de la industria para desviar la atención de las cada vez más numerosas evidencias de que son sus productos, y la forma de procesar los alimentos, lo que provoca problemas de salud, haciendo que pierdan muchas de sus propiedades beneficiosas y nutrientes, y volviéndose tóxicos.

Nuestra salud cerebral también depende en gran medida de las grasas que tomamos. Según algunos expertos, como el neurólogo David Perlmutter, la mayor parte del cerebro humano está formado por grasa, y no es azúcar sino grasa lo que requiere principalmente como combustible. No es difícil imaginar a qué industria beneficia la creencia generalizada de que nuestro cerebro necesita azúcar para funcionar...

Diversos estudios han encontrado que el consumo de grasas saludables ayuda a prevenir trastornos cerebrales como el alzhéimer e, incluso, a revertirlos.

Con respecto al tema de las grasas, mi opinión es que, en algún momento de nuestra historia, posiblemente con la llegada de la revolución industrial, fuimos reduciendo el consumo de grasas saludables, como las procedentes de frutos secos y otros alimentos vegetales, y aumentando el consumo de grasas perjudiciales presentes en alimentos procesados y en aceites refinados y calentados. Además, hemos ido aumentando de manera considerable el consumo de hidratos de carbono procesados y procedentes de cereales como el trigo, que ha sido sometido a grandes modificaciones y manipulaciones genéticas para aumentar la producción y reducir los costes. El contenido de gluten de estos cereales se ha incrementado de manera artificial en gran medida, provocando adicción, aumentando así las ventas, pero afectando seriamente a nuestra salud. Esto es lo que vienen advirtiendo expertos como el Dr. Perlmutter desde hace años.

Es decir, hemos creado una dieta con gran contenido en grasas trans, principalmente de productos industriales y fritos; carbohidratos procesados y procedentes de cereales; y con un contenido muy pobre en grasas saludables. Una fórmula perfecta para el desastre, como ya demuestran los datos sobre problemas de salud y enfermedades en la población mundial.

En lugar de aceptar y reconocer la evidencia de que determinadas prácticas industriales son responsables de gran parte de los problemas medioambientales y de salud que padecemos hoy, estas poderosas industrias tratarán de ocultarlo y de confundirnos, desviando la atención, culpando a las grasas saturadas, a los genes, a la mala suerte, a que hacemos poco ejercicio, o a que comemos mucho.

El aumento constante del sobrepeso, la obesidad, la diabetes, el cáncer, los problemas del corazón, la demencia o el alzhéimer, entre otros, son solo una muestra de hacia dónde nos está llevando confiar más en laboratorios y fábricas de productos industriales que en la propia naturaleza.

La industria puede ser muy poderosa e influyente, pero depende completamente de nosotros los consumidores para existir, así que se adaptará a lo que más demandemos, porque no tiene más remedio.

Con cada compra que hacemos estamos votando qué es lo que queremos y cómo lo queremos.

Para volver a un estado de salud y equilibrio creo que necesitamos volver a una alimentación menos industrializada y más natural, conocer cuáles son los métodos de producción de los alimentos que consumimos, y **empezar a preguntarnos de dónde proceden realmente los consejos que recibimos sobre alimentación y salud.**

Las grasas saludables son una parte fundamental en la ecuación de una alimentación saludable. Si lo que buscas es aumentar tu energía y cuidar tu salud, te recomiendo que pruebes a disminuir el consumo de grasas trans, cereales y azúcares procesados, y a aumentar el de grasas saludables procedentes de frutos secos (en crudo y sin sustancias añadidas), aguacates, semillas y aceites vegetales sin refinar como el de lino, de coco, de oliva, de cáñamo... que puedes encontrar en tiendas ecológicas, herbolarios y en algunos supermercados.

Propiedades beneficiosas

Al aceite de coco se le atribuyen propiedades de contribuir al equilibrio bacteriano, evitando el crecimiento descontrolado de virus y de algunos hongos.

Según cuentan, es rico en ácidos grasos de cadena media (MCFA) que no se acumulan como grasa, sino que son utilizados para producir energía.

Se afirma que es una gran fuente de ácido fólico, múltiples tipos de vitamina B y minerales como el calcio, el magnesio o el potasio.

Diferentes investigaciones han encontrado que ayuda a perder el peso sobrante, a prevenir enfermedades cardiovasculares y problemas de tiroides. Es adecuado para personas con problemas digestivos o de hígado, y para aquellas a las que se les ha extirpado la vesícula biliar y tienen problemas para digerir las grasas.

Según el doctor Mercola, el 50 % de la grasa del aceite de coco es ácido láurico, una grasa difícil de encontrar y que es considerada como una sustancia milagrosa debido a sus propiedades para la salud. El ácido láurico, una vez dentro del organismo, se convierte en monolaurina, con propiedades antibacterianas (ayudando a evitar que proliferen en exceso ciertas bacterias patógenas) y antiprotozoos. Por otra parte, se afirma que puede ayudar a eliminar herpes, el sarampión, o la gripe.

El aceite de coco virgen es famoso por sus propiedades hidratantes y nutritivas, y ha sido muy empleado para el cuidado de la piel y del cabello, siendo muy recomendable su uso en pieles secas y para hidratar el cabello.

Con un alto contenido en antioxidantes, se usa como antiarrugas y antiestrías. Recomiendan su uso para el tratamiento de problemas de la piel como la psoriasis, la dermatitis, los eczemas u otras infecciones.

Fue un alimento muy utilizado hace algunas décadas, pero parece ser que, en los años 70, la industria del maíz y de la soja hicieron fuertes campañas de publicidad en contra de este «superalimento».

Otras propiedades que se le atribuyen son:

• Ayuda a perder peso por sus ácidos grasos de cadena media y corta.

• Fácil de digerir. Ayuda en la digestión y a fortalecer la salud del estómago e intestinos.

• Ayuda a la tiroides y al sistema endocrino.

• Ayuda al páncreas. Se piensa que puede ser beneficioso en el tratamiento de la pancreatitis.

• Fortalece el sistema inmunológico. Diversas investigaciones lo apoyan como una manera natural y eficaz de tratar el crecimiento descontrolado de ciertos virus y bacterias.

• Ayuda en la absorción de ciertos nutrientes como las vitaminas, los minerales y los aminoácidos.

• Se han encontrado efectos positivos del aceite de coco en la prevención y el tratamiento de la cándida, causada por la rotura del equilibrio bacteriano del aparato digestivo, aliviando la inflamación causada por esta.

• Ayuda a acelerar el proceso de cicatrización y a evitar infecciones.

• Ayuda al hígado, debido a que es asimilado adecuadamente y no se transforma en grasa, sino en energía.

• Ayuda a disolver los cálculos renales.

• Por su efecto relajante, ayuda a combatir el estrés. Se aconseja aplicar un masaje relajante de aceite de coco en la cabeza cuando estamos fatigados mentalmente.

• Indicado para personas con diabetes, ya que ayuda a regular el nivel de azúcar en sangre y a mejorar la secreción de insulina.

• Potencia la salud de los huesos y dientes; indicado en el tratamiento de la caries, aumentando la absorción de minerales como el calcio y el magnesio.

• Ayuda en el tratamiento del cáncer, ya que la energía que produce no puede ser utilizada por las células cancerígenas, que se alimentan de glucosa. Además, algunas investigaciones han encontrado que el aceite de coco ayuda a reducir los ataques de diversos virus en pacientes con el sistema inmunológico debilitado.

• Ayuda a aumentar la energía y el rendimiento físico.

• No se daña a altas temperaturas, por lo que se puede utilizar para cocinar, como parece ser que hacen en algunas regiones costeras tropicales.

• Puede ser utilizado como dentífrico y enjuague bucal, mezclándolo con bicarbonato de sodio y sal marina (sin refinar), siendo tan efectivo como la pasta dental y sin los riesgos para la salud que conllevan algunas de las sustancias utilizadas en las pastas dentales comerciales.

● Hay quienes lo recomiendan para las infecciones de oído, aplicando un par de gotas en cada uno (calentándolo antes, si es necesario, para que se vuelva líquido).

● Ayuda en el tratamiento de picaduras de insectos, infecciones de hongos y herpes labial.

● Ayuda a reducir la acidez estomacal.

● Promueve el crecimiento del músculo y la pérdida de grasa corporal sobrante. Parece ser que los ácidos grasos de cadena media presentes en el aceite de coco, son uno de los ingredientes principales de muchos preparados de proteínas para generar masa muscular, y ya están apareciendo casos de atletas que están utilizando dietas altas en grasas saludables para mejorar el rendimiento.

● Aumenta los niveles de antioxidantes y ayuda a frenar el envejecimiento celular.

● Se puede utilizar como limpiador facial, exfoliante para el cuerpo (mezclándolo con azúcar de caña ecológico), crema antiarrugas, desodorante…

● Indicado para ayudar a crecer el pelo. Algunos recomiendan masajearlo con aceite de coco regularmente, lo que, según afirman, también ayudará a ahuyentar a los piojos y la caspa.

Por lo que podemos ver, las propiedades beneficiosas y los diferentes usos que podemos dar a este alimento son numerosos. Te recomiendo probarlo y llegar a tus propias conclusiones, empezando con una cantidad moderada al principio y observando cómo te sienta.

Estudios realizados

● En una investigación realizada por la doctora Mary T. Newport, encontraron que el consumo de aceite de coco es efectivo en el tratamiento del alzhéimer, lo que pudo comprobar en el caso de su propio marido, quien logró recuperarse en gran parte y revertir la enfermedad: http://www1.cbn.com/healthscience/coconut-oil-touted-alzheimers-remedy.

http://coconutketones.com/.

● Según un estudio realizado por la Universidad Católica de Valencia, la Universidad Europea de Valencia, el hospital Universitario Morales Messeguer y la Universidad de Valencia, publicado en la revista española *Nutrición Hospitalaria,* en 2015, bajo el título «*Aceite de coco: tratamiento no farmacológico frente a la enfermedad de alzhéimer*», el aceite de coco virgen tiene efectos beneficiosos en la lucha contra la demencia en el alzhéimer. La función cognitiva de los pacientes de alzhéimer tratados con aceite de coco virgen mejoró un 36,99 % en hombres y un 39,70 % en mujeres. Los responsables del estudio afirmaron:

«Se observó en los sujetos que tomaban el producto un aumento estadísticamente significativo de la puntuación del test MEC-LOBO y, por consiguiente, una mejoría del estado cognitivo...».

Este estudio demuestra que, incluso para los casos más graves, hay esperanza, y que el aceite de coco es un tratamiento natural y sencillo, y una alternativa saludable al tratamiento químico.
http://www.ncbi.nlm.nih.gov/pubmed/26667739.

● En estudios recientes se ha descubierto que el cerebro produce su propia insulina para procesar la glucosa y dar energía a las células. Las personas que tienen alzhéimer pierden esa capacidad, y gracias a este aceite, el cerebro recibe energía inmediata, sin la necesidad de que intervenga la insulina.

Si deseas más información sobre cómo prevenir y tratar el alzhéimer de forma natural y sin medicamentos, te recomiendo visitar el siguiente artículo:
http://biopcion.com/una-forma-natural-de-prevenir-y-tratar-el-alzheimer/.

● En un estudio realizado en la India por varias universidades, se encontró que los altos niveles de antioxidantes presentes en el aceite de coco virgen, redujeron la inflamación y curaron la artritis en animales de manera más efectiva que varios medicamentos muy extendidos:
http://www.ncbi.nlm.nih.gov/pubmed/24613207.

● En otro estudio publicado en 2012, se descubrió que el aceite de coco virgen aumenta la masa ósea y reduce la pérdida ósea en animales:
http://www.ncbi.nlm.nih.gov/pmc/articles/PMC3457741/.

● Una investigación encontró que ayuda en el balance hormonal, es adecuado para la menopausia y ayuda a regular los niveles de estrógenos:
http://www.ncbi.nlm.nih.gov/pmc/articles/PMC3146349/.

Recomendaciones

Para obtener todos sus beneficios, se recomienda que no sea refinado, que haya sido extraído con procedimientos mecánicos y que sea virgen.

CHUCRUT

Unos de los alimentos que más te recomiendo añadir a tu alimentación habitual, son los fermentados como el chucrut o col agria.

En nuestras sociedades industrializadas, donde estamos expuestos a multitud de sustancias tóxicas, químicos y «alimentos» poco saludables que afectan negativamente a nuestro equilibrio bacteriano, es muy importante repoblar de microbios beneficiosos nuestros intestinos, ya que, en gran medida, nuestra salud general depende de nuestra salud intestinal. Algunos expertos afirman que cualquier problema de salud tiene su origen en los intestinos, y existe una gran evidencia de que así es.

Según algunos especialistas como la doctora en medicina Natasha Campbell-McBride, máster en neurología y en nutrición, o el doctor Perlmutter, nuestro equilibrio intestinal está fuertemente vinculado con nuestra salud mental. Trastornos como el TDHA (trastorno por déficit de atención con hiperactividad), la fatiga crónica, el autismo, la esquizofrenia, el alzhéimer y otros problemas en el desarrollo cognitivo, parecen estar directamente relacionados con lo que comemos.

El psiquiatra francés Philippe Pinel, considerado como el padre de la psiquiatría moderna, afirmaba que:

«La sede principal de la demencia en general se encuentra en la región del estómago y los intestinos».

Según defienden estos expertos, nuestra salud intestinal está estrechamente relacionada con nuestro cerebro. Además, gran parte de nuestro sistema inmunológico depende de nuestro equilibrio bacteriano. Muchas alergias, intolerancias alimenticias y otros trastornos como la celiaquía, en aumento en nuestras sociedades industrializadas, guardarían también una fuerte relación con diversos problemas a nivel intestinal.

Los antibióticos, muy extendidos en nuestra cultura, tomados tanto directamente como a través de los alimentos que comemos (de animales y cultivos tratados con ellos), afectan negativamente a nuestra salud intestinal, acabando con bacterias beneficiosas y potenciando el desequilibrio bacteriano.

Además de los antibióticos, parecen tener también efectos negativos en este equilibrio la gran mayoría de los fármacos (sobre todo si se toman de forma prolongada en el tiempo), las vacunas, los pesticidas, los jabones antibacterianos, el cloro presente en el agua, y diversos factores psicológicos y emocionales como el estrés.

En nuestras sociedades desarrolladas se ha extendido un profundo miedo a diferentes microorganismos presentes en el medio ambiente y en nuestro propio cuerpo, como pueden ser las bacterias, los virus y los hongos. Sin embargo, y como ya se ha descubierto, no son estos pequeños seres los culpables de nuestros males y enfermedades, sino que, como es lógico pensar, llevan coexistiendo con nosotros desde siempre, tanto fuera como dentro, y los necesitamos para vivir, ya que realizan una enorme cantidad de funciones vitales para nosotros.

Las bacterias, los virus y otros microorganismos no son perjudiciales o dañinos, sino que debe existir un **adecuado equilibrio** entre diferentes tipos de ellos, lo que no solo es muy beneficioso sino también necesario para nuestra supervivencia. Lo que es verdaderamente perjudicial y peligroso es no respetar la naturaleza y sus leyes, contaminando nuestro medio ambiente y a nosotros mismos con prácticas que solo proporcionan beneficios, poder y control a unos pocos, pero que nos ponen en un serio peligro a todos.

Ya lo vienen advirtiendo numerosos científicos de todo el mundo: la guerra que estamos librando contra las bacterias y otros microorganismos, la estamos librando contra nosotros mismos, ya que convivimos con ellos, estamos repletos de ellos y los necesitamos para vivir. La clave quizás esté en dejarlos trabajar, perjudicarlos lo menos posible y colaborar para mantener unas condiciones óptimas, tanto en nuestro propio organismo como en el medio ambiente, al que estamos íntimamente conectados.

La fermentación de los alimentos se ha practicado desde la antigüedad como una forma natural de preservarlos, lo que, además, ha demostrado aportar grandes beneficios para la salud. Por desgracia, con el desarrollo de una alimentación cada vez más industrializada y alejada de lo natural, la mayoría hemos perdido este hábito tan saludable.

Se cuenta que en el siglo XVIII, la Marina Real Británica consiguió acabar con el escorbuto gracias al chucrut (col fermentada), rico en vitamina C. También en China los médicos recomendaban beber el jugo de col fermentada para preservar la salud y fortalecer el sistema inmunológico.

Nuestra flora bacteriana es de vital importancia para nuestro sistema inmunitario, que trabaja para evitar la proliferación descontrolada de ciertos virus y bacterias, lo que puede causar diferentes trastornos y enfermedades. Por esto, repoblarla de bacterias beneficiosas y recuperar el equilibrio es cada vez más necesario en nuestras sociedades industrializadas. Diversos problemas de salud como las alergias, las intolerancias alimenticias, los problemas en el desarrollo cognitivo, el alzhéimer o el autismo, están experimentando un gran aumento en todo el mundo, y existe una gran evidencia de que todos ellos guardan una relación muy estrecha con nuestra salud intestinal.

Las bacterias que tenemos en nuestros intestinos llevan a cabo importantes funciones, como la de controlar la proliferación de ciertos hongos o favorecer la absorción de nutrientes.

En el tema de la salud, como suele ocurrir en los temas importantes, lo más efectivo y beneficioso suele ser lo más natural y sencillo.

No creo que la solución a estos y otros problemas esté en los fármacos, en caros tratamientos o en algún producto «milagroso» que con frecuencia venden las mismas industrias que han contribuido a provocar estos problemas, sino más bien en cosas sencillas, como nuestros hábitos diarios, llevar una vida pacífica y cuidar el medio ambiente.

Tomar alimentos fermentados de manera habitual es uno de los hábitos que yo te propongo para aumentar tu salud, vitalidad y energía.

Mi recomendación es que desconfíes de cualquier producto industrial, aunque lo anuncien como «regenerador de la flora intestinal» o «para cuidar tu salud intestinal», porque suelen estar muy procesados y contener sustancias peligrosas, además de ser de dudosa efectividad a largo plazo. Lo mejor, en mi opinión, es que aprendas a fermentar tus propios alimentos, lo que te dará una mayor seguridad y confianza de que el proceso se ha llevado adecuadamente y en las condiciones óptimas de higiene y salubridad.

El chucrut, choucrote o choucrut, es uno de los alimentos fermentados ricos en probióticos (bacterias beneficiosas) más conocidos y utilizados desde la antigüedad. Se produce por la fermentación del repollo o col blanca. En dicho proceso crecen millones de microorganismos beneficiosos que ayudan a equilibrar nuestra flora intestinal y a restablecer el pH del intestino delgado, mejorando el proceso digestivo y la absorción de nutrientes. Todo esto parece repercutir enormemente en nuestro sistema inmunitario y salud general. La rotura de este equilibrio puede dar lugar a estreñimiento, colon irritable, intolerancias alimenticias, candidiasis, alergias, asma o autismo, entre otros muchos problemas de salud.

Los alimentos fermentados hechos en casa son, para muchos, la fuente más fiable y efectiva de probióticos, que nos ayudan a restaurar el equilibrio bacteriano.

Por otro lado, también es muy importante que les demos a nuestros intestinos la cantidad y calidad adecuada de prebióticos. Para simplificar, los probióticos serían las bacterias beneficiosas para nuestros intestinos, y los prebióticos, el alimento de estas bacterias. Los prebióticos se encuentran presentes en alimentos vegetales como las frutas, las hortalizas o los frutos secos.

La col fermentada, según las fuentes consultadas, contiene altas cantidades de vitamina A, vitamina B (incluyendo la provitamina B-12), vitamina C y minerales como el hierro, el calcio, el fósforo o el magnesio. Se afirma que su gran contenido en vitamina C (que aumenta en el proceso de fermentación) nos ayuda a absorber otras vitaminas y minerales como el hierro.

Además, los alimentos fermentados parecen ser ricos en enzimas, que funcionan como catalizadores en multitud de procesos químicos que se dan en nuestro organismo, y nos ayudan, entre otras cosas, a facilitar la digestión.

Propiedades beneficiosas

• Los alimentos fermentados como el chucrut ayudan a acabar con alergias o a mejorar sus síntomas. Muchas de las alergias e intolerancias que padecemos tienen una fuerte relación con nuestra salud intestinal y con el desequilibrio entre las bacterias que allí se encuentran, según defienden expertos en salud intestinal como la doctora Campbell.

• Ayudan en la función del hígado y del páncreas.

• Potencian la salud de la piel y las mucosas.

• Favorecen el correcto funcionamiento intestinal, evitando diarreas.

• Ayudan en la absorción del hierro. El chucrut parece tener un alto contenido en vitamina C, mayor que el presente en la col cruda.

• Ayudan a mantener unos adecuados niveles de vitaminas, entre ellas parece ser que también se encuentra la vitamina b-12, y a repoblar nuestros intestinos de bacterias beneficiosas o probióticos, que desempeñan un papel crucial para la correcta absorción y asimilación de nutrientes.

Algunos expertos en microorganismos y salud, como el doctor en medicina Pablo Saz Peiró, de la Universidad de Zaragoza, afirman que la vitamina B-12 la podemos encontrar en bacterias presentes en suelos vivos (sin pesticidas), en los alimentos vegetales que crecen en ellos y en nuestra propia flora bacteriana. Por lo tanto, cuidar nuestra salud intestinal y la tierra en la que crecen los alimentos parece ser lo más efectivo y recomendable para evitar carencias nutricionales y potenciar nuestra salud.

• Son efectivos para ayudar a eliminar los gases de la digestión y la hinchazón.

• Recomendados para regenerar la flora intestinal después de haber tomado antibióticos u otros medicamentos que acaban con muchas bacterias beneficiosas, afectando al equilibrio bacteriano.

• Recomendables para personas con ácido úrico y con retención de líquidos.

• Potencian el sistema inmunológico, evitando multitud de problemas como resfriados, gripes, alergias o problemas de la piel. La rotura del equilibrio bacteriano puede provocar la permeabilidad de las paredes intestinales, lo que permite que pasen sustancias sin digerir y toxinas al torrente sanguíneo, contaminando la sangre y llegando a los diferentes órganos.

- Ayudan a producir anticuerpos y a combatir enfermedades, al inhibir la proliferación de patógenos.

- Ayudan a neutralizar los antinutrientes que se encuentran en muchos alimentos, como el ácido fítico, presente en todos los granos.

- Diversos estudios han encontrado que el chucrut o col fermentada es capaz de reducir el riesgo de padecer distintos tipos de cáncer como el de mama, de cólon, de pulmón, de hígado o de próstata. Leonard Bjeldnes, profesor de toxicología de los alimentos en la Universidad de California (Berkeley, EE.UU.) declaró:

«Los índices de cáncer disminuyeron un total de un 40 % cuando pasaron de un bajo consumo (de chucrut) a un consumo mayor».

- Ayudan en el correcto desarrollo cognitivo. Nuestros intestinos parecen estar estrechamente relacionados con nuestro cerebro, y algunos problemas intestinales pueden ocasionar diferentes disfunciones cerebrales como el autismo, el trastorno por déficit de atención, el alzhéimer, otras demencias, hiperactividad...

Así que mi recomendación es que si quieres cuidar tu salud cerebral (y general), cuides tu equilibrio bacteriano.

Estudios realizados

● Según un estudio publicado en *Journal of Agricultural and Food Chemistry*, existe un vínculo entre el consumo de col fermentada y un menor riesgo de cáncer de mama. Eeva-Liisa Ryhänen, directora de investigación del MTT de Investigación Agroalimentaria de Finlandia, afirmó:

«Estamos encontrando que la col fermentada puede ser más saludable que la cruda o cocida, en especial para combatir el cáncer».

Los investigadores afirman que en el proceso de fermentación se producen unos compuestos con probados efectos anticancerígenos:
https://www.eurekalert.org/pub_releases/2002-10/acs-sca101702.php.

● La doctora en medicina natural Michele Schoffro Cook cuenta en su libro *El milagro probiótico*, que la división de medicina del deporte de la Universidad de Hawai (en Honolulu) estudió la relación entre los alimentos ricos en probióticos, como el chucrut, con el desempeño atlético, encontrando múltiples beneficios para la salud, tales como una reducción de condiciones alérgicas, una mayor recuperación por fatiga y una mejora de la función inmunológica.

Elaboración del chucrut

En este libro nos centraremos en la realización del chucrut o col fermentada, aunque por lo que dicen los expertos en la materia, se puede fermentar para el consumo casi cualquier alimento vegetal, y nos recomiendan experimentar por nosotros mismos.

El chucrut que venden en comercios convencionales suele estar pasteurizado (lo que acaba con las bacterias) y contener sal refinada u otras sustancias perjudiciales, por lo que te recomiendo que lo hagas en casa para garantizar que sea saludable y que el proceso se haya realizado correctamente. Los probióticos y las enzimas se destruyen con las altas temperaturas del cocinado, por lo que debe ser en crudo.

No se recomienda usar sueros de yogures o kéfir para activar la fermentación del chucrut, ya que son activadores para lácteos y no para los vegetales. Lo que sí podemos utilizar como activador o iniciador es el jugo de un chucrut anterior, o simplemente hacerlo sin activadores, ya que la col tiene sus propias bacterias que iniciarán el proceso.

¿Qué se necesita para hacer el chucrut?

→ Una col blanca o repollo blanco (también se pueden fermentar otros muchos vegetales, pero en este caso estamos hablando del chucrut, que se hace con col blanca).

→ Sal marina natural, sin refinar. No es recomendable utilizar sal de mesa o refinada, que es sal a la que se le han eliminado muchos de sus nutrientes y sustancias necesarias para su correcta asimilación. La sal refinada es cloruro de sodio puro, que es tóxico, y que puede provocar diversos trastornos, como la retención de líquidos, las migrañas o la hipertensión, entre otros.

→ Un poco de agua hervida o filtrada, para eliminar el cloro que daña las bacterias intestinales, dejándola enfriar antes de echarla, en el caso de que la hiervas.

→ Un cuchillo grande o un rallador.

→ Una tabla para cortar.

→ Un bote de cristal grande con cierre hermético o una olla de fermentación. No se recomienda usar recipientes de metal o de plástico, ya que en el proceso de la fermentación pueden soltar sustancias tóxicas y quedar en el alimento. Según mi experiencia, prefiero los botes de cristal *tipo Fido,* que cierran herméticamente y que tienen una junta de caucho vulcanizado, lo que permite que salga el CO2 a una determinada presión, pero no que entre el oxígeno.

¿Cómo se hace el chucrut?

Existen varias formas de fermentar los alimentos, pero en este caso te voy a compartir la que a mí me ha dado mejores resultados y me parece más sencilla, segura y efectiva:

1- Quitar las hojas externas, las partes marrones y el tallo para evitar microorganismos no deseados.

2- Cortar el repollo en tiras finas con el cuchillo o con un rallador, y echarlo en un recipiente grande.

3- Echar la sal marina. Una cucharada sopera aproximadamente por cada kilogramo de col.

4- Apretar con fuerza el repollo troceado para que suelte el agua. Se puede hacer con las propias manos o machacar con un palo de mortero durante unos 10- 15 minutos.

5- Echar la mezcla bien machacada y con su propio jugo en un bote de cristal tipo fido con cierre hermético. Apretar, empujando la col hacia abajo, para que no queden bolsas de aire. Al estar herméticamente cerrado, no importa si quedan algunas partes fuera del agua, pero lo mejor es que la mayor parte de la col quede bien sumergida y sin bolsas de aire.

6- Si fuera necesario, añadir el agua filtrada o hervida (una vez enfriada) mezclada con media cucharada de sal marina por cada vaso de agua aproximadamente (1-3 cucharadas de sal por cada litro de agua), para rellenar el bote hasta el nivel del cuello, cubriendo la col.

7- Guardar en un lugar oscuro donde no le dé la luz.

8- Observar, sobre todo durante los 2 o 3 primeros días, si se hubiera salido algo de agua, ya que la col se hincha y suelta CO_2. Rellenar, si fuera necesario, con la mezcla de agua y sal marina.

9- Dejarlo durante al menos 4 semanas para que se lleven a cabo todas las etapas necesarias de la fermentación y que el pH llegue al mínimo de acidez. No meter en nevera hasta que hayan pasado al menos esas 4 semanas.

En el caso de que el repollo se haya puesto rosa o dorado, que huela a levadura o que veamos moho, esto puede significar que ha tenido contacto con el oxígeno y no debemos tomarlo, ya que, aunque quitemos el moho visible, puede haber más en partes que no veamos a simple vista, y contener otros microorganismos que no sean beneficiosos.

Los fermentados se pueden hacer de diferentes formas: dejando una capa de unos dos dedos de aceite de oliva flotando sobre el agua para evitar el contacto con el oxígeno, con vasijas de fermentación específicas para este proceso, o incluso en tarros de cristal abiertos por arriba, poniendo algún peso para que la col quede bien sumergida en el agua durante todo el proceso. Sin embargo, con este último método nosotros hemos tenido algún problema de aparición de moho, por lo que preferimos el sistema del bote de cristal cerrado herméticamente que te acabo de compartir. De todas formas, te recomiendo investigar y probar lo que mejor te funcione a ti.

ARÁNDANOS

Considerados como «superfrutas» o "la fruta del siglo XXI", los arándanos son otros de los frutos que han sorprendido a científicos e investigadores por sus propiedades beneficiosas, preventivas y curativas. Según cuentan, contienen gran cantidad de antioxidantes, especialmente antocianinas, que ayudan a reducir el daño oxidativo debido a los radicales libres, y que son utilizados en antibióticos y medicamentos para tratar la diabetes y patologías de la visión.

Composición nutricional

Veamos algunos de los nutrientes que contienen los arándanos por cada 100 gr. de alimento:

Grasas (poliinsaturadas): 0,3 gr.

Proteínas: 0,7 gr.

Hidratos de carbono: 14 gr.

Azúcares: 9 gr.

Fibra: 3 gr.

Sodio: 2 mg.

Potasio: 80 mg.

Vitamina A: 60 IU

Calcio: 7 mg.

Vitamina C: 12 mg.

Magnesio: 6 mg.

Propiedades beneficiosas

Según se ha podido constatar, los arándanos previenen y revierten diversos problemas cerebrales como la pérdida de memoria o el alzhéimer, erróneamente achacados a la edad.

Existe una enorme evidencia científica de que la enfermedad y la salud no están determinadas por la edad o por nuestros genes, sino que, aunque estos factores ejerzan su influencia, existen otros más determinantes, como son nuestros hábitos de vida y de alimentación, o la manera en la que cuidamos el medio ambiente.

Con respecto a las propiedades antioxidantes de los arándanos, el doctor James A. Joseph, ex-asesor científico de neurociencia, declaró:

«Son uno de los mejores alimentos a prueba de edad. Además de mantener la apariencia de la piel más joven, el consumo diario de cantidades modestas de arándanos reduce drásticamente la deficiencia en la

memoria y en la coordinación motora que normalmente acompaña al envejecimiento».

El Dr. James A. Joseph fue director del Laboratorio de Neurociencia de la Nutrición Humana del Centro de Investigación del ARS-USDA sobre el Envejecimiento (HNRCA), en la Universidad de Tufts (EE.UU.). Según podemos leer en la página web www.sfn.org (*Society for Neuroscience*), el doctor Joseph dedicó su carrera a estudiar los mecanismos implicados en las pérdidas neuronales relacionadas con la edad y el deterioro cognitivo. Uno de sus descubrimientos más importantes fue que las dietas suplementadas con frutas, verduras y/o frutos secos podían prevenir o incluso revertir el deterioro relacionado con la edad en la función cognitiva y motora. Como científico principal, fue autor de más de 260 artículos científicos y de 2 libros.
http://www.sfn.org/Member-Center/Member-Obituaries/GM/James-A-Joseph.

Existen varios tipos de arándanos. Los hay rojos, azules, morados, amarillos...; y se han utilizado desde hace décadas para prevenir y tratar enfermedades de las vías urinarias, debido a que ayudan a frenar la proliferación de bacterias patógenas. También se han utilizado para tratar los cálculos en el riñón, encontrándose referencias de esto en tratados de fitoterapia (curación a través de las plantas) del siglo XVI. Para este uso se recomienda administrar su jugo o infusiones de sus hojas secas.

Son conocidos por sus propiedades astringentes y de mejora de la visión.

Según cuentan, durante la Segunda Guerra Mundial, pilotos de la aviación inglesa descubrieron que su vista mejoraba si consumían habitualmente mermelada de arándanos.

Si vas a tomar mermelada, te recomiendo que tomes alguna que no contenga azúcares refinados ni edulcorantes, que esté hecha con azúcar de caña integral.

Por su gran poder antioxidante, se recomienda tomar estos frutos, o las infusiones de las hojas secas de la planta, para ayudar a reparar las lesiones que se producen en los ojos debido a los radicales libres y a los rayos del sol. Están muy recomendados para personas que tienen problemas para adecuar la visión a diferentes condiciones de luz, y a personas con cataratas.

Otras propiedades beneficiosas que se atribuyen a los arándanos son:

• Efectivos para tratar infecciones en riñones, próstata, uretra y tracto urinario en general.

• Ayudan a tratar diarreas.

• Propiedades vasodilatadoras y antihemorrágicas.

• Recomendados para tratar varices, arteriosclerosis, hemorroides (con compresas de decocción en la zona) e inflamaciones venosas (con infusiones).

• Ayudan a tratar inflamaciones intestinales.

• Beneficiosos para el tratamiento de la gastroenteritis, ayudando a disminuir la diarrea, los espasmos intestinales y los vómitos.

• Indicados para personas con diabetes tipo 2, ya que ayudan a regular los niveles de azúcar en sangre.

• Ayudan a tratar el Acné.

- Recomendados para proteger los dientes, evitando la caries y adherencias bacterianas no deseables.

- Ayudan a reducir la presión sanguínea.

- Indicados para deportistas, al reducir el daño muscular después de ejercicios intensos.

- Efectivos para reducir el colesterol y ofrecer protección cardiovascular.

Según afirma la terapeuta holística Mónica Gómez Santos:

«Los arándanos tienen un bajo contenido en azúcar comparados con otras frutas, y contienen algunas de las propiedades antioxidantes más poderosas entre todas las frutas y verduras, además de prevenir las enfermedades cardíacas, el cáncer y otras enfermedades, y retrasar el proceso de envejecimiento, especialmente en el cerebro».

Estudios realizados

- Los arándanos se encuentran entre los 20 primeros puestos de la lista publicada por el *European Journal of Clinical Nutrition* de las 100 fuentes con mayor contenido en polifenoles, con actividad antioxidante.

Tal y como afirman los responsables de la investigación, las fuentes más ricas en polifenoles resultaron ser diversas especias y hierbas secas, productos de cacao, algunas bayas de color oscuro (como los arándanos), algunas semillas (de lino) y frutos secos (castaña, avellana), y algunos vegetales como la alcachofa: http://www.nature.com/ejcn/journal/v64/n3s/full/ejcn2010221a.html.

• En otro estudio se revela su capacidad para inhibir el crecimiento de las células de cáncer de colon humano y destruirlas, debido a su alta concentración de antioxidantes: https://www.ncbi.nlm.nih.gov/pubmed/16131149.

• En un estudio realizado en animales de laboratorio, se constató que los arándanos contienen antioxidantes capaces de prevenir y revertir la pérdida de memoria asociada a la edad: https://www.ncbi.nlm.nih.gov/pubmed/?term=Marlin+DH+et+al.+(2011).+Short-+term+blueberry-+enriched+diet+prevents+and+reverses+object+recognition+memory+loss+in+aging+rats.+Nutrition+27(3)%3A+338-42.

• Según otro trabajo realizado por investigadores de la Universidad de Maine (EE.UU.), y publicado en *Applied Physiology, Nutrition, and Metabolism*, su consumo habitual puede ayudar a prevenir patologías asociadas al síndrome metabólico, incluyendo las enfermedades cardiovasculares y la diabetes. El síndrome metabólico incluye un conjunto de factores de riesgo como son la obesidad, la hipertensión, la inflamación, la intolerancia a la glucosa o la resistencia a la insulina, entre otros.

La doctora Dorothy Klimis-Zacas, profesora de nutrición clínica en la Universidad de Maine (EE.UU.), defiende que muchas de las sustancias encontradas en alimentos como los arándanos tienen el potencial de prevenir estas condiciones y reducir la necesidad de medicamentos o intervenciones médicas: http://www.nrcresearchpress.com/doi/abs/10.1139/apnm-2013-0249#.V_jkmOiLTIU.

● En una investigación realizada en adultos mayores en la *University of Cincinnati Academic Health Center* (EE.UU.), aquellas personas que tomaron jugo de arándanos durante 12 semanas presentaron un aumento en su capacidad cerebral para aprender y recordar cosas. http://pubs.acs.org/doi/abs/10.1021/jf9029332?prevSearch=Krik orian&searchHistoryKey=&.

Según defendieron los investigadores:

«Hasta donde sabemos, este es el primer ensayo en humanos en evaluar el potencial benéfico del arándano sobre la función neurocognitiva en adultos mayores con mayor riesgo de demencia».

● Un estudio publicado en the *Journal of Agricultural and Food Chemistry,* en 2004, afirma que los arándanos silvestres tienen el mayor poder antioxidante de todas las frutas y el segundo mayor de todos los alimentos analizados. El primero fueron las judías secas mejicanas, con las alubias y las judías pintas en tercer y cuarto puesto. Además, los responsables del estudio encontraron grandes cantidades de antioxidantes en frutos secos y especias, y una diferencia significativa en la concentración de antioxidantes entre los silvestres y los cultivados, presentando una mayor cantidad los silvestres:

https://www.eurekalert.org/pub_releases/2004-06/aas-lus061504.php.

● En una investigación presentada en 2016 en una reunión de la Sociedad Americana de Química, uno de los responsables, el doctor Robert Krikorian, declaró:

«Nuestros resultados corroboran estudios previos en animales y preliminares en humanos, y apoya la idea de que los arándanos pueden tener un beneficio real en la mejora de la memoria y la función cognitiva en algunos adultos mayores».

Parece ser que estos beneficios son debidos a su contenido en antocianinas, un tipo de flavonoide que mejora la función cognitiva:
https://www.eurekalert.org/pub_releases/2016-03/acs-btw021816.php

● En un trabajo de investigación realizado en 2007 durante cuatro semanas en 168 personas que bebieron 1 litro de jugo de arándanos y manzana cada día, descubrieron que al final, el daño oxidativo en el ADN debido a los radicales libres se redujo en un 20 %. El daño oxidativo en el ADN se relaciona con el envejecimiento y el desarrollo de enfermedades como el cáncer:
http://carcin.oxfordjournals.org/content/28/8/1800.long.

● En otro estudio realizado en 10 mujeres atletas, publicado en *Journal of the International Society of Sports Nutrition*, los investigadores encontraron que los arándanos aceleraron la recuperación muscular después de haber realizado ejercicios intensos de piernas: https://www.ncbi.nlm.nih.gov/pmc/articles/PMC3583121/.

● En la *Conferencia Internacional sobre los Polifenoles y la Salud (ICPH)*, en 2015, un equipo internacional de científicos presentó información sobre los beneficios encontrados en los arándanos, y defendieron que pueden ser una herramienta para ayudar a reducir la resistencia a antibióticos y el estrés oxidativo, y para controlar las infecciones de las vías urinarias, el segundo tipo de infección más común en el cuerpo humano: http://www.businesswire.com/news/home/20151105007069/es/

GERMINADOS

Las semillas germinadas o brotes, como los de brócoli, trébol rojo, quinoa o alfalfa, son ejemplos de alimentos vivos, llenos de energía y nutrientes, que nos ayudarán a potenciar o restaurar nuestra salud.

Los germinados son alimentos que se han consumido desde la antigüedad en diversos países del mundo. Se afirma que, en China, ya en el año 3000 a.c., el emperador Shen Norg Bencao Jing recomendaba a su pueblo el consumo diario de germinados de legumbres, para preservar la salud. También se cuenta que en el antiguo Egipto los consumían de manera habitual. En la actualidad, los brotes se consumen con mayor frecuencia en algunos países orientales.

Los alimentos germinados nos aportan una gran cantidad de nutrientes, como son las enzimas, que se activan durante el proceso de germinación, además de multitud de vitaminas y aminoácidos.

Se ha descubierto que contienen cantidades mayores de algunas sustancias, como la vitamina C o diversos aminoácidos, que las semillas de las que proceden, y que se vuelven más fáciles de digerir en el proceso. Aunque todavía se está estudiando cómo es que ocurre esto, en algunos casos, se producen durante la germinación elevadas cantidades de vitamina C, aunque la semilla de procedencia no contenga esta vitamina. Algunos afirman que el aumento de vitaminas en el proceso de la germinación llega al 500 %.

Los germinados contienen también otros nutrientes como las vitaminas del grupo B, vitamina K, calcio, potasio, hierro, yodo, zinc, selenio, silicio, enzimas (que facilitan la digestión de las fibras), proteínas y grasas, además de clorofila. Esta última es absorbida por la sangre, potenciando los procesos de curación, limpieza de la sangre, desinfección y regulación del pH del organismo.

El germinado de alfalfa, por ejemplo, parece contener más betacarotenos que el tomate o el pimiento verde. Los betacarotenos están muy relacionados con un correcto desarrollo del cuerpo, con la visión y con el aparato reproductor.

No es casualidad que se les haya denominado «la fuente de la juventud», debido, en parte, a su alto contenido en enzimas, que realizan miles de funciones en nuestro organismo y nos ayudan a mantener una actividad enzimática elevada. Esto parece ser determinante para mantenernos más jóvenes y energéticos.

Las enzimas se mueren en el procesado y cocinado de los alimentos, y solo se encuentran en alimentos vivos, como los germinados. Se cree que los germinados contienen 100 veces más enzimas que los cereales, frutas o verduras sin germinar.

Propiedades beneficiosas

Algunas de las propiedades beneficiosas que se atribuyen a los germinados son:

● Propiedades remineralizantes, combatiendo la fatiga y la debilidad.

● Recomendados para casos de trastornos nerviosos, depresión o alteraciones del sueño.

● Poder antioxidante, que ayuda a retrasar el envejecimiento.

● Poder de desintoxicación y eliminación de residuos tóxicos en los tejidos y en la sangre.

● Efectivos para el fortalecimiento del sistema inmunológico.

● Ayudan a facilitar la digestión y la desinflamación del aparato digestivo.

● Beneficiosos para el funcionamiento intestinal, aliviando el estreñimiento, fortaleciendo el intestino y eliminando los gases.

● Según afirman algunos expertos en estos alimentos, los germinados nos ayudan a que tengamos unos niveles adecuados de vitamina B-12. Un sistema digestivo dañado suele provocar diversas carencias nutricionales. Esto no significa necesariamente que no se ingiera una cantidad suficiente de vitaminas o minerales, sino que puede ser que nuestro cuerpo no esté asimilando o sintetizando adecuadamente estos nutrientes, debido a un malfuncionamiento de nuestro sistema digestivo. Una flora bacteriana saludable y un buen funcionamiento del resto del sistema digestivo es crucial a la hora de asimilar y sintetizar adecuadamente los nutrientes que necesitamos.

● Alta composición en fibra.

● Ricos en oxígeno, lo que ayuda a reducir o eliminar las células cancerígenas, que no sobreviven en ambientes ricos en oxígeno.

● Se ha descubierto que el germinado de brócoli ayuda a proteger la piel del daño causado por la exposición excesiva al sol.

● Ayudan a reducir los niveles de colesterol "malo".

● Recomendados en casos de anemia, por su capacidad de regenerar células sanguíneas.

¿Qué germinados son recomendables para el consumo?

Se puede germinar cualquier semilla de alimentos vegetales, como las leguminosas, cereales, especias, hortalizas, oleaginosas... pero por lo que cuentan algunos expertos, existen algunas que, al germinar, resultan ser tóxicas, como las de la patata, las del tomate o las judías negras. Otras, como las del trigo sarraceno, pueden ser perjudiciales en altas cantidades, por lo que es aconsejable informarse antes de germinar semillas para el consumo.

En este sentido, existen diferentes opiniones. El doctor Loren Cordain, experto en alimentación y salud, afirma que los de legumbres todavía parecen contener saponinas, que contribuyen a la permeabilidad del intestino (lo que provoca que ciertos tóxicos atraviesen la pared intestinal y acaben en el torrente sanguíneo), por lo que no los recomienda.

Peter Carstens, experto en agricultura tropical y subtropical, y en los principios naturales de salud y estilo de vida saludable, recomienda especialmente los germinados de trébol rojo, de quinoa y de lentejas.

Este investigador alemán de la salud y de los hábitos de vida saludables comparte sus conocimientos desde hace más de 24 años, después de lograr revertir diversos problemas como la obesidad, la hipertensión y hasta un cáncer de colon mediante los conocimientos sobre salud y estilo de vida saludable que aprendió en el Centro *Living Springs Health and Lifestyle Center* de Putnam Valley, en Nueva York.

Según afirma, las semillas de girasol, por ejemplo, son algo más difíciles de germinar y se pueden llenar de bacterias, por lo que no recomienda germinarlas sino «activarlas» (dejarlas en remojo durante unas 8 horas), al igual que la linaza, el sésamo, los garbanzos, o las nueces. Las semillas de trigo, según cuenta, germinan enseguida, pero pasados unos días empiezan a salir raíces muy duras, que incluso seguirán creciendo en la nevera, por lo que recomienda tomarlos al cabo de unos 2 o 3 días desde el inicio de la germinación, y hacer poca cantidad.

Al parecer, todos los granos contienen ciertos inhibidores que evitan que germinen. Al ponerlos en agua, estos inhibidores salen al agua y el grano comienza a producir enzimas y a digerir los nutrientes que contiene para alimentar a la planta que va a crecer, aportándonos grandes beneficios. Carstens defiende que se ha encontrado casos de personas que no asimilaban bien algunos cereales y legumbres que, sin embargo, sí los asimilaron bien una vez germinados.

Si quieres saber más sobre germinados o estilo de vida saludable te recomiendo que veas algunos de sus vídeos que puedes encontrar en YouTube: *Salvavidas de salud.*

Lentejas, alfalfa (de cultivo ecológico, ya que la alfalfa «normal» puede ser transgénica), brócoli, trébol rojo o quinoa son algunas de las opciones que recomienda.

Cómo hacer tus propios germinados

Existen diferentes formas de germinar semillas para el consumo. Yo te compartiré la manera que conozco y que me ha dado buenos resultados.

Algo importante a tener en cuenta es que cada semilla tiene su proceso diferente de germinación, por lo que es recomendable respetarlo y no mezclar varios tipos de semillas en un mismo germinador. Las semillas no deben estar tostadas ni congeladas, sino crudas, al natural, y preferentemente ecológicas para evitar pesticidas y/o que sean transgénicas. En términos generales el proceso es el siguiente:

1- Deja las semillas en agua en un bote o vaso de cristal durante 8-12 horas, en un lugar cálido y protegido de la luz (tapado con un trapo, por ejemplo).

2- Escurre el agua y deja las semillas en un bote de cristal de boca ancha con algún tipo de rejilla o gasa (en lugar de la tapa) para poder ponerlo en posición inclinada y que escurra el agua. Se pueden utilizar germinadores o poner algún tipo de rejilla (como la de un colador), tela fina o gasa sujeta con una goma al bote de cristal. Lo importante es dejar el bote con las semillas en posición inclinada, para que caiga bien el agua, y dejarlo tapado para protegerlo de la luz. Al germinar, las semillas necesitarán espacio, por lo que los botes deberán ser de tamaño medio/grande para permitir que se expandan unas 3 veces su tamaño inicial.

3- Remoja las semillas, echándoles agua, unas dos veces al día (algunas, como las de soja verde, necesitan unos 4 enjuagues al día) y vuelve a dejarlas en posición inclinada para que escurran el agua y evitar que se pudran.

4- Cuando los brotes tengan un tamaño de unos 2-3 cm., pon el bote de cristal en algún lugar donde reciba luz indirecta natural durante un par de horas al día, para la formación de la clorofila.

Los germinados suelen estar listos en unos cinco días, aunque recomiendan germinar las semillas pequeñas durante unos 6-7 días y exponerlas a la luz natural unos 2 días.

5- Enjuágalas, escúrrelas (algunos recomiendan ponerlas en un colador grande donde reciban luz natural) y guárdalas secas en la nevera, donde aguantarán unos 7 días aproximadamente, manteniendo sus nutrientes.

Recomendaciones

Los brotes de germinados requieren de una atención especial en el proceso, en cuanto a limpieza e higiene, por lo que no te recomiendo que los compres ya hechos, sino hacerlos tú en casa. Se han dado casos de proliferación de bacterias perjudiciales en brotes vendidos en supermercados, como es el de la salmonella encontrada en algunos brotes de alfalfa.

Según investigaciones realizadas al respecto, algunos de los factores importantes que intervienen en la contaminación de las semillas son: el agua, la presencia de animales salvajes en los lugares donde se almacenan, el estiércol animal, los residuos sólidos urbanos, la higiene de los trabajadores, la sanidad durante la recolección, la limpieza de las instalaciones, la presencia de roedores y pájaros, el transporte y la conservación.

Durante la cosecha, cualquier elemento que entra en contacto con las semillas tiene el riesgo de contaminarlas. Los alimentos germinados que venden en los supermercados suelen haber sido tratados con sustancias para eliminar posibles bacterias y patógenos, y alargar el tiempo de venta. Esto afecta a la calidad de los brotes y constituye un peligro para nuestra salud. Además de esto, suelen contener otras poco recomendables como la sal refinada. Por esto, te recomiendo hacerlos en casa y poder asegurarte así de que las condiciones de higiene y salubridad, y el proceso de germinación son los adecuados.

Estudios realizados

• En un estudio de 3 meses de duración realizado en 291 personas de zonas muy contaminadas de China, realizado en 2014 y publicado en *Cáncer Prevention Research*, el zumo de germinados de brócoli ayudó a mejorar la desintoxicación de contaminantes atmosféricos tóxicos. Se descubrió que aquellas personas que tomaron germinados de brócoli excretaron un 61 % más de benceno (carcinógeno) y un 23 % más de acroleína (carcinógeno). El benceno lo encontramos en los gases que emiten los coches, en algunos refrescos como conservante, o en el tabaco.

Según los autores, los germinados de brócoli son una fuente de glucorafanina, que produce sulforafano cuando se mastica o ingiere, que acelera la capacidad del cuerpo para desintoxicarse de diversos contaminantes. Por esto creen que podría ser una medida efectiva y fácil para todas las personas expuestas a contaminación (es decir, para la gran mayoría). http://www.tusbrotesverdes.com/blog/wp-content/uploads/2014/09/Cancer-Prev-Res-2014-Egner-1940-6207.CAPR-14-0103_zumo-br%C3%B3coli.pdf.

Thomas W. Kensler, uno de los coautores afirmó:

«Este estudio apunta a un frugal, simple y seguro medio que puede ser tomado por los individuos para posiblemente reducir algunos de los riesgos para la salud a largo plazo asociados con la contaminación del aire».

La contaminación del aire es uno de los crecientes problemas a nivel mundial, que produjo siete millones de muertes en todo el mundo en el año 2012, según la OMS, y el aire contaminado se ha clasificado como carcinógeno por la Agencia Internacional para la Investigación sobre el Cáncer.

● La Universidad Complutense de Madrid realizó una investigación publicada en 2013 en la que, entre otras cosas, se exponía lo siguiente:

«Los germinados aumentan la biodisponibilidad de nutrientes. Se aprecian variaciones en la composición de carbohidratos solubles y de las proteínas, y un aumento de la vitamina C, lo que conlleva una mejora en el valor nutritivo de los germinados».

«Se suele aumentar el contenido de vitaminas del grupo B y sobre todo de la vitamina C, mejorando la digestibilidad proteica, reduciendo factores antinutricionales en las leguminosas (como los inhibidores de proteasas, ácido fítico y lectinas) y evitando los gases que suelen producir al consumirlas».

En esta investigación aparecen también referencias a otros estudios, como el de *CHAPARRO et al (2010)*, en el que observaron que la germinación produjo un aumento significativo de la digestibilidad in vitro de la proteína de las semillas de soja del 13,1 %, al primer día del proceso. También el de *BARCELOS et al. (2002)*, en el que observaron aumentos de proteínas del 8,8 % en el proceso de germinación en brotes de soja, al cuarto día de germinación.

Según cuentan los autores, en 1979 se demostró que las semillas secas de soja no contienen vitamina C y que después de 3 días de germinación se alcanzaron 25 mg. por cada 100 gr. (Bau & Debry, 1979).

También hacen referencia a un estudio (*PLAZA et al. 2003)* en el que los valores de vitamina C en germinados de trigo aumentaron en un 53,7 % y en los de soja en un 218 %. http://historia.bio.ucm.es/rsehn/cont/publis/boletines/183.pdf

• Según investigadores de la Universidad Johns Hopkins (EE.UU.), el germinado de brócoli contiene de 20 a 50 veces la cantidad de quimioprotectores encontrados en el brócoli maduro, y podrían ofrecer un medio sencillo de reducir químicamente el riesgo de cáncer. Por otra parte, descubrieron que el germinado de brócoli ayudó a proteger la piel del daño causado por el sol: http://espanol.mercola.com/boletin-de-salud/medicina-hecha-de-brocoli.aspx#_edn1.

BRÓCOLI

El brócoli es considerado una *superverdura*, por la gran cantidad de nutrientes de contiene. Unos 100 gr. nos aportan la cantidad diaria recomendada (CDR) de vitamina C (80 mg.), por lo que es un alimento muy recomendable para personas con anemia. La vitamina C, entre otras funciones, interviene en la absorción del hierro. Una taza de brócoli crudo nos aporta el 135 % de la CDR de vitamina C y el 116 % de la CDR de vitamina K, aproximadamente. También contiene vitamina E, B, A y fibra, entre otras sustancias beneficiosas. Su alto contenido en antioxidantes, como los betacarotenos, nos protege de los radicales libres y del envejecimiento celular, ayudando a mejorar el estado de la piel e incluso a regenerar las células en caso de quemaduras.

Composición nutricional

Veamos algunos de los nutrientes que, según la enciclopedia libre *Wikipedia*, contiene el brócoli por cada 100 gr. de alimento:

Proteínas: 2,8 gr.

Hidratos de carbono: 7 gr.

Sodio: 33 mg.

Potasio: 316 mg.

Calcio: 47 mg.

Magnesio: 21 mg.

Vitamina A: 623 IU

Vitamina C: 89,2 mg.

Propiedades beneficiosas

Según diversas investigaciones, ayuda a fortalecer el sistema inmunológico y a mejorar la visión por su contenido, entre otros nutrientes, de luteína, un antioxidante que cuida la salud de los ojos. También es un alimento que parece potenciar la salud vascular.

Está documentado el hecho de que su consumo regular ayuda en casos de hipertensión y colesterol alto. Nos ayuda a proteger el aparato digestivo y es una fuente importante de fibra. Algunos experimentos realizados «in vitro» han demostrado que contiene una sustancia muy eficaz para eliminar bacterias relacionadas con úlceras gástricas y tumores de estómago.

Este asombroso vegetal es considerado como un protector frente a diversos tipos de cáncer, como el de pulmón, de próstata o de mama, y tumores del tracto gastrointestinal. Según afirma el doctor J. Mercola, el brócoli contiene sustancias que desactivan determinados genes que ayudan a que se propague el cáncer, y activa otros que ayudan a prevenir su desarrollo.

Por lo que parece, este vegetal es capaz de ayudarnos en caso de infecciones respiratorias, potenciando la acción del sistema de limpieza que tienen los pulmones.

Su consumo habitual ha sido relacionado con un menor riesgo de sufrir infartos y derrames cerebrales.

Es muy recomendable que al menos una parte de los alimentos vegetales que consumimos sean en crudo, sin cocinar o cocinados por poco tiempo, sin congelar ni asar, para conservar todas sus propiedades beneficiosas. Los vegetales cocinados y asados se vuelven más ácidos, y pierden una gran cantidad de nutrientes.

En un estudio realizado por la Universidad de Dundee, en Reino Unido, se descubrió que cuando se asan las verduras, estas aumentan su acidez, lo que puede contribuir a la erosión de los dientes: http://app.dundee.ac.uk/pressreleases/2006/prmay06/Ratatouill e.html.

En la misma línea, Irene Iglesias Rubio, directora de la clínica dental *e-Boca*, en Segovia, afirma:

«Todo nuestro aparato masticatorio está diseñado para incidir, desgarrar y moler. La dieta debe ser dura, seca y fibrosa. El consumo de vegetales crudos fomenta una correcta masticación. Los dentistas recomendamos que se incremente el consumo de verdura fresca, porque la consistencia de una verdura cruda, la textura, hace que

el propio alimento haga un efecto de barrido sobre los dientes, y además incremente el flujo de saliva, la cual protege contra la caries».

Algunos nutrientes, como la vitamina C, se van perdiendo en el cocinado de los alimentos. Para aprovechar todos sus beneficios, el brócoli debe de estar fresco, poco o nada cocinado, y tener un color verde intenso. Para esto se recomienda consumirlo en unos 3-5 días después de haberlo comprado. Si lo cocinamos, se recomienda que quede "al dente", cociéndolo unos 3-5 min. o cocinándolo al vapor o a la plancha por unos 4-5 min.

Según el grupo de Laboratorio de Fitoquímica del Departamento de Ciencia y Tecnología de los Alimentos de CEBAS-CSIC, en España, cocinar el brócoli al vapor durante 3-5 minutos mantiene casi el 100 % de sus nutrientes y fitoquímicos como la vitamina C.

Aunque sea contrario a nuestra tradición y a los hábitos de la mayoría de nosotros, existe una gran evidencia de que los cocinados largos merman considerablemente las propiedades nutricionales de los alimentos vegetales. Si vamos añadiendo poco a poco en nuestra alimentación diaria una mayor cantidad de vegetales en crudo, iremos acostumbrándonos a sus sabores y nos beneficiaremos de unos alimentos más vivos y energéticos.

Estudios realizados

No son pocos los estudios que presentan al brócoli como un *supervegetal* capaz de promover la salud y ayudar a prevenir problemas como la hipertensión, las alergias, la diabetes, la osteoartritis e incluso el cáncer.

Veamos a continuación algunos de ellos:

● Según el Instituto Nacional del Cáncer de Estados Unidos, el brócoli, junto con otras plantas crucíferas, podría ser un importante preventivo de diferentes tipos de cáncer, responsable de impulsar determinadas enzimas que ayudan a desintoxicar el cuerpo, ayudando a eliminar o bloquear agentes cancerígenos: https://www.cancer.gov/espanol/cancer/causas-prevencion/riesgo/dieta/hoja-informativa-plantas-cruciferas.

● Investigadores de la Universidad de Illinois, en EE.UU., encontraron que comer de tres a cinco porciones a la semana es suficiente para tener un efecto preventivo contra el cáncer: http://news.aces.illinois.edu/news/study-shows-broccoli-may-offer-protection-against-liver-cancer.

● En un estudio publicado en 2008 se encontró que consumir cuatro porciones de brócoli a la semana puede ser efectivo en la protección frente al cáncer de próstata: https://www.ncbi.nlm.nih.gov/pubmed?orig_db=PubMed&cmd=Search&term=%22PLoS+ONE%22%5BJour%5D+AND+2008%5Bpdat%5D+AND+Mithen,+Richard%5Bauthor%5D.

● Un grupo de científicos de la Universidad de Oregón, en Estados Unidos, descubrió que este alimento no sólo puede prevenir el cáncer, sino que también puede ayudar a acabar con él. Según un informe publicado, el sulforafano, un compuesto presente en algunas plantas crucíferas como el brócoli, **tiene la capacidad de matar de manera selectiva a células cancerosas y dejar vivir a las sanas**. Recomiendan tomar las crucíferas (brócoli, col, coliflor, nabo...) en crudo para aprovechar todos los beneficios:

http://oregonstate.edu/ua/ncs/archives/2015/jan/beyond-prevention-sulforaphane-may-find-possible-use-cancer-therapy.

● En una investigación publicada en *The Journal of Agricultural and Food Chemistry*, se descubrió que el corazón de roedores alimentados con brócoli durante un mes, funcionaba mejor. El brócoli, afirman, protege a las células del corazón: http://pubs.acs.org/doi/abs/10.1021/jf0728146.

● Según una investigación Española del Centro de Edafología y Biología Aplicada del Segisa (CEBAS), dependiente del Consejo Superior de Investigación Científica (CSIC), en Murcia, España, el brócoli contiene una proteína (BOP) que frena el envejecimiento de la piel y favorece su regeneración en caso de quemaduras: http://www.elmundo.es/elmundosalud/2011/04/15/nutricion/13 02881261.html.

● Científicos de la Universidad de Warwick, en Inglaterra, concluyeron que tomarlo puede revertir los daños cardiovasculares que ocasiona la diabetes en los pacientes: http://www2.warwick.ac.uk/newsandevents/pressreleases/brocc oli_could_reverse.

● Un trabajo de investigación realizado por el Roswell Park Cáncer Institute (EE.UU.), demostró que el brócoli y otros vegetales crucíferos como la col, la coliflor, la col de Bruselas o el repollo, podrían ayudar a las personas fumadoras a prevenir el cáncer de pulmón: http://www.infosalus.com/actualidad/noticia-brocoli-podria-ayudar-ex-fumadores-prevenir-cancer-pulmon-estudio-20081119130227.html.

- Un estudio de la Universidad de Illinois, en EE.UU, encontró que comer en un mismo plato tomate y brócoli potencia el poder anticancerígeno de estos dos vegetales: http://news.aces.illinois.edu/news/worried-about-prostate-cancer-tomato-broccoli-combo-shown-be-effective.

- En un trabajo publicado en *BBC News*, realizado por un equipo de investigadores de la Universidad de Anglia del Este, en Reino Unido, defienden que "comer mucho brócoli podría retrasar e incluso prevenir la osteoartritis". Según Ian Clark, uno de los investigadores principales:

«Actualmente no hay forma de prevenir la osteoartritis por medio de medicamentos y no se puede dar medicamentos a personas sanas de forma innecesaria, así que la alternativa más segura es prevenirla por medio de la alimentación. Lo mejor es prevenirla, y hacer cambios en el estilo de vida, como la alimentación, podría ser la única forma de lograrlo»

Los responsables del estudio afirman que es más efectivo el fresco que el congelado: http://www.bbc.com/news/health-23863175.

NUECES

Antes de nada, aclarar que por nueces me refiero aquí a las que conocemos la mayoría, y que encontramos en los comercios habituales (el fruto del nogal), aunque parece ser que botánicamente no son nueces, como sí lo son las avellanas, las castañas o las bellotas. Pero para que no haya confusión, hablaré de las nueces «comunes», refiriéndome al fruto del nogal.

Como ya vimos que ocurre con las almendras, y con todos los frutos secos en general, se ha extendido la falsa creencia de que las nueces engordan, por su alto contenido calórico y en grasas, y las recomendaciones de muchos supuestos profesionales de la salud han sido limitar su consumo. Un gran error, tal y como ya han demostrado numerosos estudios, al encontrar que son una fuente natural y fiable de multitud de nutrientes beneficiosos, entre ellos, las grasas saludables.

Además de su gran contenido en sustancias beneficiosas, parecen ser unos alimentos mucho más sostenibles (y nutritivos) que otros más populares como los cereales, cuya producción requiere de grandes extensiones de tierra y de un uso elevado de derivados del petróleo, usados como combustible para maquinaria y en fertilizantes y pesticidas químicos. Si quieres más información sobre esto, te recomiendo leer el libro *La salud prohibida*, que puedes encontrar en Amazon.

Existe ya una gran evidencia científica de los enormes beneficios que nos pueden aportar los frutos secos en crudo, además de que, no solo no nos hacen acumular grasa corporal, sino que pueden ayudar a perderla.

La deficiencia en el consumo de grasas saludables se ha relacionado con problemas de salud como el alzhéimer, la depresión o la esclerosis múltiple, entre otros. Basar nuestra alimentación en alimentos con escaso valor nutricional y evitar las grasas saludables nos puede conducir a importantes carencias nutricionales y desajustes metabólicos, y a un considerable riesgo de padecer diferentes trastornos y problemas de salud.

Algunos defienden que los frutos secos pueden ser uno de los alimentos del futuro, tanto por su valor nutricional como por su mayor sostenibilidad ecológica.

Los ácidos grasos esenciales, presentes en las nueces y otros alimentos vegetales, son de vital importancia, ya que parece ser que nuestro cuerpo no los fabrica por sí mismo, por lo que debemos tomarlos a través de los alimentos. Son los llamados Omega-3 y Omega-6. Un déficit de omega-3 parece estar muy relacionado con las enfermedades cardiovasculares, las alteraciones psicológicas, la hiperactividad, la ansiedad, la falta de concentración, el insomnio e incluso con un aumento de la violencia.

Tal y como defienden los expertos, un exceso de omega-6 inhibe la síntesis de omega-3, y viceversa. Esto puede causar problemas debido a que el ácido graso que se encuentra en mayor medida en una alimentación "convencional" suele ser el omega-6. Se estima que la proporción entre el omega-3 y el omega-6 suele ser de 1:12 en la mayor parte de la población.

Las recomendaciones de la *FAO* (Organización de las Naciones Unidas para la Alimentación y la Agricultura) en cuanto a esta proporción son de 1:2, aunque algunos expertos en nutrición, como la doctora Campbell, recomiendan una proporción de 1:1 o incluso de 2:1. Es decir tomar la misma cantidad de omega-3 que de omega-6 o una cantidad mayor de omega-3.

Existen investigaciones que relacionan un alto consumo de ácidos grasos esenciales omega-3 con un aumento del tamaño del cerebro y de la inteligencia.

Según la información que yo he encontrado, las mayores fuentes de ácidos grasos esenciales omega-3 parecen ser las semillas de lino, el aceite de lino, el aceite de nueces, el aceite de canola, las nueces, las semillas de chía y el aceite de cáñamo. Además, otros vegetales como las espinacas, el brócoli, la coliflor, las fresas, la lechuga, las frambuesas o el aguacate también parecen contener pequeñas cantidades de este ácido graso.

Con una pequeña cantidad de nueces que consumamos al día (unas 4 o 5), estaremos protegiendo nuestro corazón, ayudando a evitar ataques y la muerte cardiaca repentina.

Son ricas en antioxidantes que solo encontramos en algunos alimentos. Se afirma que ayudan a bajar el colesterol y a mejorar la circulación. Se recomienda que sean orgánicas, crudas y con piel, para que mantengan todos sus nutrientes, ya que se piensa que en la piel se encuentra hasta el 90 % de sus antioxidantes.

Estudios realizados

• En 2012, un grupo de investigadores de la Universidad de Scranton, en EE.UU., concluyó que los frutos secos mejoran la salud sin causar aumento de peso: https://www.ncbi.nlm.nih.gov/pubmed/22187094.

• Según un meta-análisis de 31 ensayos clínicos, publicado en *American Journal of Clinical Nutrition* en 2013, las dietas enriquecidas con nueces no provocaron un aumento del peso corporal, del índice de masa corporal, ni de la circunferencia de la cintura: http://ajcn.nutrition.org/content/early/2013/04/17/ajcn.111.031484.

• En otro estudio publicado en *Biology of Reproduction* en 2012, los investigadores sostienen que consumir nueces diariamente mejora la calidad de los espermatozoides, incluyendo la vitalidad, la movilidad y la morfología: http://www.biolreprod.org/content/87/4/101.abstract?sid=1585cc4e-a837-4a65-8f2e-f1215e516748.

• Varias investigaciones encontraron que los alimentos con contenidos altos en antioxidantes, como las nueces, pueden ayudar a la salud mental, disminuir la vulnerabilidad del estrés oxidativo que ocurre con el envejecimiento y mejorar la función cognitiva: https://www.ncbi.nlm.nih.gov/pubmed/21923981

• En un estudio realizado en personas con diabetes tipo 2 y sobrepeso, encontraron que comer un cuarto de taza al día redujo significativamente los niveles de insulina en ayunas en los tres primeros meses: https://www.ncbi.nlm.nih.gov/pubmed/19352378.

● Una vez más, y con respecto a la creencia de que los frutos secos engordan, resultados preliminares del estudio *WAHA (Walnuts And Healthy Aging)*, realizado por el Hospital Clínico y Provincial de Barcelona, en España, y la Universidad de Loma Linda, en EE.UU., en 707 personas adultas, mostraron que el consumo habitual de nueces no provoca aumento de peso y que, además, los que las tomaron registraron una reducción significativa del colesterol «malo».

http://www.immedicohospitalario.es/noticia/8113/el-hospital-clinic-muestra-datos-positivos-sobre-la-dieta-con-nueces-y-el-envejecimiento-saludable.

El doctor Emilio Ros, director de la Clínica de Lípidos, Endocrinología y Nutrición del Hospital Clínico y Provincial de Barcelona, hizo las siguientes declaraciones (publicadas en *Larazon.es* en 2016):

«Los primeros resultados de la investigación muestran que el consumo diario de nueces durante un año por un grupo numeroso de adultos de edad avanzada no afecta de manera negativa al peso corporal».

● En un estudio realizado por la Universidad de Barcelona, y publicado *en Journal of Proteome Research*, los investigadores descubrieron que personas con síndrome metabólico que incorporaron nueces y almendras a su alimentación experimentaron, en un plazo de 12 semanas, un aumento importante de los niveles de serotonina, que reduce la sensación de hambre, disminuye la concentración de sustancias relacionadas con la inflamación, combate la obesidad abdominal y la hipertensión, mejora la salud cardíaca y nos pone de buen humor: http://pubs.acs.org/doi/abs/10.1021/pr200514h.

● Un trabajo realizado por la Universidad de Scranton (EE.UU.) presenta a las nueces como el fruto seco con cáscara dura con más antioxidantes, y recomiendan tomar 7 al día. Esto, según afirman los investigadores, es suficiente para reducir el riesgo de padecer diabetes, problemas cardiovasculares y cáncer. También añaden que es importante tomarlas en crudo ya que el calor suele reducir la calidad de los antioxidantes: http://www.bbc.com/mundo/noticias/2011/03/110328_nueces_antioxidantes_men.

● Pueden ayudar en el tratamiento del alzhéimer. Eso parece mostrar un estudio realizado por el doctor Chauhan y su equipo, publicado en el *Journal of Alzheimer's Disease*, en el que los ratones que se alimentaron con nueces mostraron una mejora significativa en todas las áreas estudiadas, tales como las habilidades del aprendizaje, la memoria espacial o la coordinación motora, entre otras, comparados con los demás ratones. En estos ratones se redujo la progresión de los síntomas del alzhéimer. https://www.ncbi.nlm.nih.gov/pubmed/25024344.

El doctor Chauhan declaró:

«Nuestro estudio se suma al creciente cuerpo de investigación que demuestra los efectos protectores de las nueces en el funcionamiento cognitivo»

● Según un estudio realizado por la Universidad de California, y publicado *en The Journal of the American Heart*

Association, su consumo está asociado a una pérdida de grasa corporal: http://jaha.ahajournals.org/content/5/1/e002771.abstract?sid=1 e3f6ce5-e9e0-49ba-b814-185cc6507013.

«Uno de los sorprendentes hallazgos de este estudio fue que, a pesar de que las nueces tienen un alto contenido en grasas y son calóricas, el consumo de la dieta rica en nueces se asoció con el mismo grado de pérdida de peso que el de una dieta baja en grasas [...] se puede decir que hay buenas razones para comer un puñado de nueces al día».

- Según un impresionante estudio realizado por la Universidad de Maastricht, en los Países Bajos, iniciado en 1986 en 120 000 holandeses de edades comprendidas entre los 55 y los 69 años, durante más de 20 años, y publicado en *International Journal of Epidemiology* y otras publicaciones como *The times*:

«El consumo diario de nueces y cacahuetes alarga la vida».

Según esta investigación es suficiente tomar unos 10 gr. al día (un puñado) para que disminuya la mortalidad. No se observaron estos efectos al tomar crema de cacahuetes. Esto, en mi opinión, puede ser debido a que la crema de cacahuete que venden en tiendas convencionales suele estar hecha con cacahuetes tostados y contener otras sustancias poco recomendables como la sal refinada. http://www.abc.es/salud/noticias/20150611/abci-cacahuetes-vida-estudio-201506111352.html.

Recomendaciones

Mi recomendación es que tomes los frutos secos orgánicos, en crudo, con su piel (donde parece ser que se encuentra una gran cantidad de antioxidantes) y «activados», es decir, habiendo sido puestos en remojo unas 8 horas antes de consumirlos. Así, según cuentan, se reducen algunos inhibidores de enzimas y el ácido fítico, que puede actuar como antinutriente, dificultando la absorción de algunos minerales.

CACAO

Es bien sabido por muchos que el cacao contiene antioxidantes y otras sustancias saludables. Sin embargo, esto es utilizado por las empresas de chocolates y productos derivados del cacao para vender sus productos, cuando en realidad, **los efectos beneficiosos del cacao se han encontrado en el cacao crudo y no en los productos industriales procesados como el chocolate**. Muchas de las sustancias beneficiosas del cacao, como los flavanoles, con propiedades antioxidantes y antiinflamatorias, se pierden en el procesado y en la producción del chocolate. Por ello, hay quienes afirman que la cantidad de flavanoles que se encuentra en el chocolate es mínima, y que algunos de los estudios que defienden las propiedades beneficiosas del chocolate están financiados por las mismas empresas productoras de chocolates. Además, el chocolate convencional suele contener altas cantidades de azúcares procesados o edulcorantes sintéticos, muy peligrosos para nuestra salud, por lo que no te recomiendo tomarlo.

Tipos de cacao

Según la información que tengo, existen tres tipos fundamentales de cacao:

1.- El criollo, con un menor contenido en tanino, que resulta tóxico, y una mayor calidad.

2.- El forastero o campesino, con mayor cantidad de tanino y calidad algo menor.

3.- Híbridos.

Composición nutricional

Además de manteca de cacao, proteínas, taninos, azúcares naturales, antioxidantes y algo de cafeína, se estima que contiene otras 300 sustancias más, como el magnesio, la serotonina, la dopamina o el triptófano.

Su alta concentración de flavanoles está bien documentada, al igual que sus efectos beneficiosos en la salud cardiovascular, mejorando la elasticidad de los vasos sanguíneos y reduciendo la presión sanguínea. Sin embargo, hay que tener en cuenta que estos beneficios se reducen en gran medida durante el procesado normal del cacao para la elaboración de productos alimenticios a escala industrial.

Por esto, se recomienda tomarlo en crudo, al natural y en polvo.

Estudios realizados

● En un estudio realizado por la Universidad Estatal de San Diego (California) sobre el consumo de chocolate negro (70 % de cacao) y chocolate blanco (0 % de cacao), los que comieron chocolate negro tuvieron menores niveles de glucosa en sangre y colesterol "malo" en comparación con los que comieron el chocolate blanco. Los autores de este estudio concluyeron que el chocolate negro puede reducir el riesgo de padecer enfermedades cardiovasculares al mejorar los niveles de glucosa en sangre y perfiles lípidos:
https://consumer.healthday.com/circulatory-system-information-7/blood-pressure-news-70/el-chocolate-negro-podr-iacute-a-reducir-el-riesgo-de-enfermedad-cardiaca-664104.html.

● En un trabajo realizado por investigadores del Instituto de Ciencia y Tecnología de Alimentos y Nutrición (ICTAN) del Consejo Superior de Investigaciones Científicas (CSIC), la Universidad Complutense de Madrid y el Centro de Investigación Biomédica en Red de Diabetes y Enfermedades Metabólicas Asociadas (CIBERDEM), del Instituto de Salud Carlos III (España), los flavanoles del cacao podrían ayudar a retrasar la progresión de la diabetes tipo 2, al frenar la pérdida de masa y función de las células beta del páncreas causada por esta enfermedad:
http://www.csic.es/canales?p_p_id=contentviewerservice_WAR_alfresco_packportlet&p_p_lifecycle=0&p_p_state=maximized&p_p_mode=view&_contentviewerservice_WAR_alfresco_packportlet_struts_action=/contentviewer/view&_contentviewerservice_WAR_alfresco_packportlet_nodeRef=workspace%3A//SpacesStore/f13eeabc-0f2d-4576-9c16-

7b68ef6a4ba4&_contentviewerservice_WAR_alfresco_packportle
t_contentType=news.

- El Colegio de Cardiología de EE.UU. realizó un estudio en el que encontraron que los flavanoles aumentan el óxido nítrico en la sangre de los fumadores, lo que parece ayudar a revertir el daño producido por los cigarrillos en los vasos sanguíneos: https://www.sciencedaily.com/releases/2005/09/050929081826.htm.

- En otro estudio publicado en la Revista *Nature Neuroscience*, investigadores del *Columbia University Medical Center*, en Nueva York (EE.UU.), afirmaron que los flavanoles de origen natural presentes en el cacao, revirtieron la pérdida de memoria relacionada con la edad en los adultos mayores. Tal y como afirman, el estudio fue realizado en 37 personas sanas de entre 50 y 69 años durante 3 meses, y encontraron una mejoría en la función de la memoria. Es importante tener en cuenta que, tal y como subraya el equipo de investigadores, **la bebida de cacao utilizada para el estudio no es lo mismo que el chocolate, que al estar procesado no contiene flavanoles en altos niveles.** Para este estudio utilizaron una bebida de cacao producida específicamente para contener flavanoles que se encuentran en el cacao crudo: http://newsroom.cumc.columbia.edu/blog/2014/10/26/flavanols-memory-decline/.

Recomendaciones

Por todo esto, mi recomendación es que no te dejes engañar por las campañas de marketing de ciertas industrias que exaltan las propiedades beneficiosas del chocolate, ya que, además de que algunos de los estudios que defienden sus beneficios están financiados por las propias empresas de chocolates, en el procesado pierde buena cantidad de sus nutrientes y se le suelen añadir sustancias poco recomendables, como azúcares refinados o edulcorantes sintéticos.

Así que, si quieres beneficiarte de sus propiedades saludables, puedes tomarlo en crudo y en polvo, disuelto en alguna bebida.

Si te gusta el chocolate (a mí me encanta) te recomiendo mirar siempre la etiqueta de ingredientes y que optes por chocolates que contengan cantidades altas de cacao y hechos con azúcar de caña integral.

LUZ SOLAR

Para terminar este libro, te hablaré de uno de los alimentos más importantes para nuestra salud: la luz natural del sol.

Es probable que te parezca raro leer que la luz solar se pueda considerar un alimento, pero existe evidencia científica de que así es, y de que una inadecuada exposición a la luz natural puede hacernos enfermar, al igual que una inadecuada alimentación.

Hoy sabemos que, en esencia, los alimentos son luz transformada, y que todas nuestras células contienen luz, emiten luz y necesitan luz, y esto es algo que la ciencia ya es capaz de demostrar.

La deficiencia de una adecuada exposición a la luz solar está muy relacionada con una gran cantidad de problemas de salud, como la depresión, falta de energía, problemas intestinales, autismo, trastornos del sueño, inapetencia sexual, alzhéimer, cáncer, esclerosis múltiple o la fibromialgia, entre otros muchos. No es casualidad que en los países donde las personas tienen una menor exposición, como Noruega o Finlandia, es donde presentan unas de las tasas más altas de depresión y suicidios del mundo.

Aunque no es necesario irnos tan lejos para observar los efectos de la falta de luz en nuestra salud. En España, el porcentaje de depresión y crisis de ansiedad parece aumentar en los meses en los que estamos menos expuestos a la luz solar y pasamos más tiempo en la oficina, en lugares cerrados o en nuestras casas. Cuando nos exponemos a la luz natural del sol, producimos ciertas sustancias, como la beta-endorfina, que nos hace sentir bien y mejora nuestro estado de ánimo.

Según diversas investigaciones, la luz interviene en la producción y regeneración hormonal, influye en nuestro estado de ánimo y en nuestro estado físico y mental. Además, interviene en los sistemas endocrino, nervioso e inmune, y en el proceso de regeneración celular. Todavía más sorprendente es el descubrimiento por parte de algunos científicos de que la vitamina D, que sintetizamos al tomar la luz natural de sol, afecta en nuestro ADN. Se han encontrado casi 3000 genes que parecen estar influenciados por los niveles de vitamina D, y receptores de vitamina D en todo el cuerpo humano.

Para producir la vitamina D que necesitamos (aunque según los expertos no es una vitamina sino una hormona), lo mejor es hacerlo a través de una adecuada exposición a la luz del sol, ya que no obtendremos los mismos beneficios a través de los alimentos o suplementos vitamínicos. Es importante tener en cuenta que tomar la luz del sol a través de las ventanas no es igual que tomarla directamente, ya que parte del espectro es filtrado por el cristal. La luz del sol, al contrario de lo que sucede con la artificial, contiene un amplio espectro de radiación, que nos produce multitud de efectos beneficiosos. A través del cristal se reduce considerablemente la producción de vitamina D, al filtrar la mayor parte de los rayos UVB, que estimulan su producción. Por esto, se recomienda, en la medida de lo posible, salir al aire libre a dar un paseo para recibir la luz natural directamente. No te preocupes si está nublado, aun así, recibirás los efectos beneficiosos en tu estado de ánimo, energía y salud. Lo que sí es importante tener en cuenta es tomarla **de forma moderada y habitual**, sin llegar a ponernos rojos, ya que esto es un signo de que nos hemos pasado.

Aunque no sea algo muy conocido, los problemas derivados de una inadecuada exposición a la luz natural afectan a una gran cantidad de personas. Según se cree, hasta el 50 % de la población podría sufrir problemas de salud relacionados con una carencia de vitamina D. Por ello, Las Naciones Unidas para la Educación, la Ciencia y la Cultura (UNESCO) declaró el 2015 como «El Año Internacional de la Luz», para concienciar a la población sobre la importancia de la luz en la salud humana.

Algo que he ido aprendiendo a lo largo de los años en los que vengo investigando acerca de la salud, es que muchos de los problemas que padecemos podrían tener una solución mucho más sencilla y barata de lo que imaginamos, o de lo que nos han hecho creer. La luz solar es algo que no se puede patentar (al menos hasta ahora) y sacar enormes beneficios económicos de ello, por lo que a las industrias que se benefician de nuestras enfermedades no les interesa que estos conocimientos se extiendan entre la población, y harán lo que esté en su mano por ocultarlos, ridiculizarlos y desprestigiarlos.

La importancia de una adecuada exposición a la luz solar y sus efectos en nuestra salud no son algo nuevo. Ya en el antiguo Egipto, Grecia y Roma cuentan que se aplicaban «baños de sol» con fines terapéuticos.

En 1877, el doctor Arthur Downes y el doctor Thomas Blunt, dos científicos británicos, demostraron que la luz del sol destruye bacterias perjudiciales. En 1903, el médico danés Niels Ryberg

Finsen obtuvo el Premio Nobel por su éxito en el tratamiento de la tuberculosis cutánea con rayos ultravioletas, y es considerado como el fundador de la fototerapia (aunque ya hemos visto que la luz natural se utilizaba con fines terapéuticos desde mucho antes).

En Suiza, los doctores Rollier y Poncet trataban con éxito diferentes problemas de salud en los llamados «balnearios de luz», que ellos construyeron. Desde los años 80, se han utilizado lámparas de luz artificial de «espectro completo», que imitan a la luz solar, en la denominada terapia de luz o fototerapia, para tratar el asma, la hipertensión, la menopausia, el insomnio, la depresión, las enfermedades cutáneas, los tumores y como estimulante del sistema inmune.

Al tomar el sol es importante tener en cuenta **que el uso de cremas o protectores solares esta desaconsejado, ya que se ha descubierto que inhiben la formación de la vitamina D, además de contener otras sustancias químicas muy peligrosas relacionadas con el melanoma, desajustes hormonales, y con la reducción en el número de espermatozoides en animales.**

Se recomienda, eso sí, proteger la cara de largas exposiciones al sol, por los efectos envejecedores y dañinos de los rayos UVA, y exponer otras partes más amplias del cuerpo. Según el doctor Michael F. Holick, investigador durante más de cuarenta años de la vitamina D:

«Los melanomas más mortíferos se generan en las áreas menos expuestas al sol».

Una adecuada exposición habitual a la luz del sol disminuye el riesgo del melanoma. Por lo tanto, la mejor y más barata protección para nuestra piel es procurarnos una exposición moderada y habitual, eso sí, sin llegar a ponernos rojos. Además de esto, es importante que mantengamos una alimentación saludable rica en alimentos naturales y vivos, con gran contenido en antioxidantes y otras sustancias que nos protegen de los efectos dañinos de una alta exposición.

La exposición a la luz natural de forma habitual parece ser determinante para el correcto funcionamiento de nuestro sistema inmunológico, y poder así combatir enfermedades y desórdenes del organismo. Según afirma el doctor J. Mercola:

«Creo que es mucho más prudente, seguro y menos costoso, y lo más importante, mucho más efectivo, optimizar los niveles de vitamina D que vacunarse contra la gripe [...] Creo que la optimización de los niveles de vitamina D es una de las mejores estrategias de prevención de la gripe hasta la fecha».

La vitamina D guarda también una estrecha relación con la salud cerebral. Según estudios recientes, las personas deficiencia de vitamina D tuvieron un riesgo 53 % mayor de padecer demencia y 70 % mayor de sufrir alzhéimer. Otras investigaciones han encontrado relación entre la deficiencia de vitamina D y la depresión, la fibromialgia y la diabetes.

Sin embargo, los beneficios de tomar la luz natural del sol de forma moderada y habitual van más allá de la producción de vitamina D, tal y como afirma el doctor Alexander Wunsch, un médico alemán que practica la medicina holística y la fotobiología. El doctor Wunsch recomienda salir a pasear siempre que se pueda, durante al menos 30 minutos al día, sin llegar a ponernos rojos ni sobreexponernos.

Estudios realizados

● Según el doctor Fritz Albert Popp, director del Instituto de Biofísica de Kaiserslautern, en Alemania:

«El origen de todas las enfermedades puede buscarse en una falta de luz en las células».

Actualmente se sabe **que todas las células están en relación directa con la luz del sol, que en todas ellas hay luz y que todas emiten su propia luz.** Todas las células reciben información de la luz natural y la luz no solo regula la función celular sino también otras funciones importantes del cuerpo. La luz natural influye en el sistema endocrino, nervioso e inmune, y en el proceso de regeneración celular.

● Los doctores John Ott y Fritz Hollwich, estudiaron la forma de conseguir una fuente de luz que imitase el espectro de la luz del sol en la mayor medida posible. Para ello crearon unas lámparas «fullspectrum» o de espectro completo, que producen una luz similar en un 97 % a la luz natural, con una menor cantidad de rayos ultravioletas, para reducir sus efectos perjudiciales. Estas bombillas se pueden utilizar en cualquier lámpara para iluminar interiores y tratar diversas dolencias. Parece ser que se han estado usando en naves espaciales y submarinos por los problemas relacionados con una baja exposición de los tripulantes. Según afirmó el doctor John Ott:

«Por fin hemos descubierto que la luz es un producto alimenticio como la comida y que la luz inadecuada puede hacernos enfermar igual que una mala alimentación. Por el contrario, una iluminación adecuada puede mantener sana nuestra salud».

- Un estudio realizado por el doctor Knight, en EE.UU., mostró que las mujeres más expuestas a la luz solar durante la adolescencia y juventud redujeron su riesgo de padecer cáncer de mama hasta en un 70 %: http://www.elmundo.es/elmundosalud/2006/05/24/oncologia/1 148474581.html.

- Según el doctor Holick, uno de los más destacados investigadores de la vitamina D, y escritor del libro *The vitamin D Solution*, el 50 % de la población general está en riesgo de padecer deficiencia o insuficiencia de vitamina D. Afirma que esta deficiencia es el mayor problema para el adecuado desarrollo del feto, y que está muy relacionada con la preeclampsia, una de las mayores complicaciones durante el embarazo. Tal y como declaró:

«El riesgo de cesárea disminuyó un 400 % en mujeres que tenían suficiente vitamina D».

Recomendaciones

Por todo esto, y por sentido común, creo que es muy recomendable añadir un poco de luz natural del sol a nuestra dieta diaria, ya que los beneficios pueden ser enormes. En esencia todos somos luz, eso es algo que ya se ha descubierto, y la luz natural es una fuente de vida, energía e información para nuestras células.

En el caso de no poder exponernos lo suficiente, se recomienda tomar algún suplemento de vitamina D3, un tipo de vitamina D. Investigaciones han encontrado que la vitamina D3 natural es un 87 % más potente que la vitamina D2 para elevar y mantener las concentraciones de vitamina D, y que produce de 2 a 3 veces un mayor almacenamiento, convirtiéndose en su forma activa más rápido. La vitamina D2 parece ser producida por una levadura y la podemos encontrar en alimentos fortificados y suplementos. Por otro lado, la vitamina D3 es producida por la piel al exponerse al sol, por lo que la encontramos en productos de origen animal, alimentos fortificados y suplementos.

Para aquellas personas que utilizan las camas bronceadoras es conveniente que sepan que los rayos ultravioleta UVA pueden provocar daños en la piel y que no ayudan en la producción de vitamina D, por lo que se recomienda utilizar camas de bronceado con un alto porcentaje de radiación UVB que, aunque no broncean, son más efectivas para la producción de la vitamina D.

Los suplementos de vitamina D o las camas de bronceado con alto porcentaje de rayos UVB son dos opciones para casos de carencia de vitamina D, pero es importante saber que una exposición adecuada y habitual a la luz natural del sol es lo más recomendable, saludable y efectivo para potenciar nuestra salud e incluso para ayudar a curarnos de casi cualquier enfermedad.

Así que, mi propuesta es que, si quieres llevar una alimentación completa y saludable, añadas una buena ración diaria de luz natural del sol, y… **¡que aproveche!**

SI QUIERES MÁS...

Puedes visitar la página web http://biopcion.com y nuestra página *biopcion* de Facebook. Encontrarás información documentada, libre e independiente sobre alimentación, ecología y salud. Nuestro objetivo es ayudar a otras personas a ser más libres y recuperar el poder sobre su salud.